痛み、ストレスを癒やす「聴く健康法」

音楽は名医

藤本幸弘

みらい PUBLISHING

プロローグ
——音楽は魂の薬である

♩「弦の響きには幾何学があり、天空の配置には音楽がある」

皆さん、初めまして。こんにちは。

幼少の頃より音楽が大好きで、今も個人的に研究をしている医師の藤本です。皆さんは冒頭のこの言葉が誰のものかご存じですか？

これは、古代ギリシャの賢人として名高いピタゴラスの言葉です。ピタゴラスといえば、「ピタゴラスの定理」で有名な数学者ですが、聴力も非常に優れていたのでしょう。

ある日、鍛冶屋の職人が叩くハンマーの音を聴いた彼は、あることに気づきます。ハンマーが鉄を叩くカーンという音には、きれいに響き合うものとそうでないものがある、と。そして、きれいに響き合うハンマー同士には、それぞれの重さの間に「整数比」があることを発見するのです。

そこからピタゴラスは「モノコード」という単純な弦楽器のようなものを考案し、響き合う音の研究を進め、ついには「ドレミファソラシド」の音階を発明してしまいます。

西洋音楽の基礎でもあり、現代の私たちにも親しい「ドレミファソラシド」を作ったのが音楽家ではなく、数学者だったというのは実に面白いと思いませんか？

主に理系の学問に傾倒し、光を扱ったレーザー工学について学んでいる私ですが、ドレミファソラシドの音階は、虹に代表される光の七原色にも通じるものがあります。

音階を発明したのがピタゴラスであり、またその彼が「天球の音楽理論」（各惑星がある音楽に対応し、それらがハーモニーを形成しているというもの）をみいだしたという学説に心躍ったことを今も覚えています。

そもそもピタゴラスは、音楽と宇宙の関係にはなんらかの法則があると考えていたようで、彼の生涯をつづった伝記には彼が音楽を使って人の病を治したことが伝えられています。

音楽を探求したピタゴラスが音楽をまるで薬のように捉えて、今でいうところの音楽療法を実践していたというのですから、これまた非常に興味深いですよね。そ

古代社会では音楽は魂の薬だった

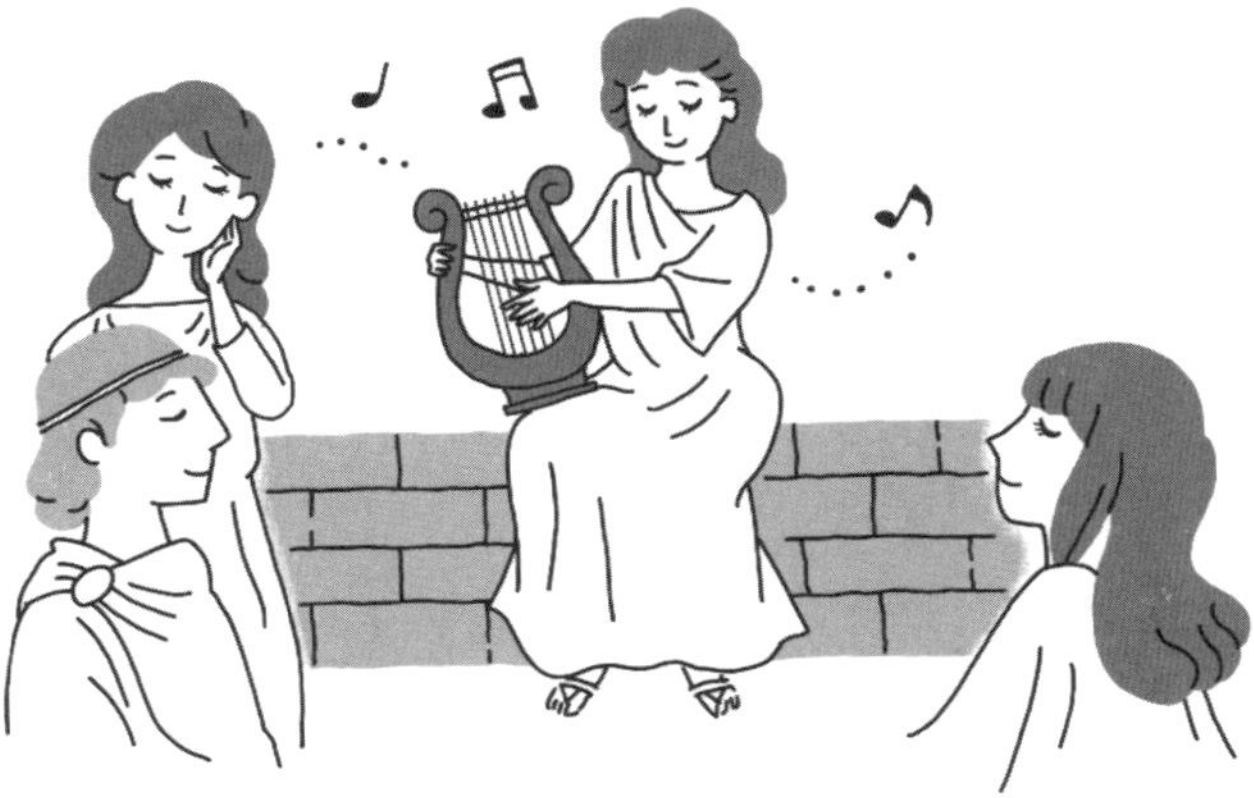

んなピタゴラスに大きな影響を受けたといわれる哲学者のプラトンも、音楽がもたらす体への効能を説いていた1人です。彼は**「音楽は魂の薬である」**という有名な言葉を残しています。

「音楽は魂の薬である」――古代の賢人によるこの言葉は時代が巡った現代、科学の力を使って証明できるようになってきました。

今回本書ではそんな音楽が持つ不思議な力をわかりやすく解説しながら、今まであまりに身近にあるからこそ、あえて注目をすることもなかったその音楽が持つ力に注目し、敬意を払い、意思を持ってもっと日常生活に取り入れるそんなきっかけを作ることができたらと考えています。

目次　♪音楽は名医♪

2　音楽は脳に働きかける！　25

実践編

応用編

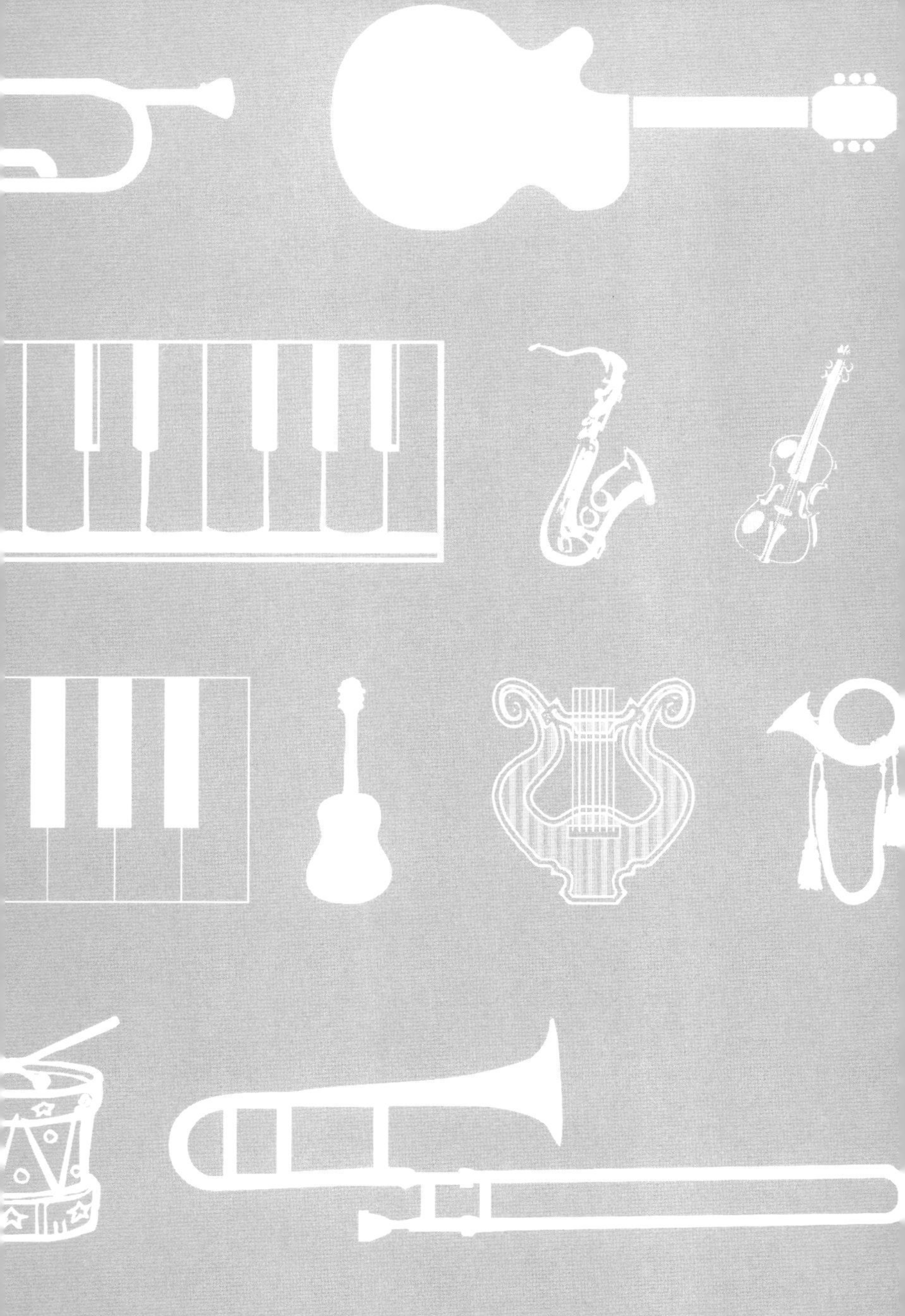

基礎編

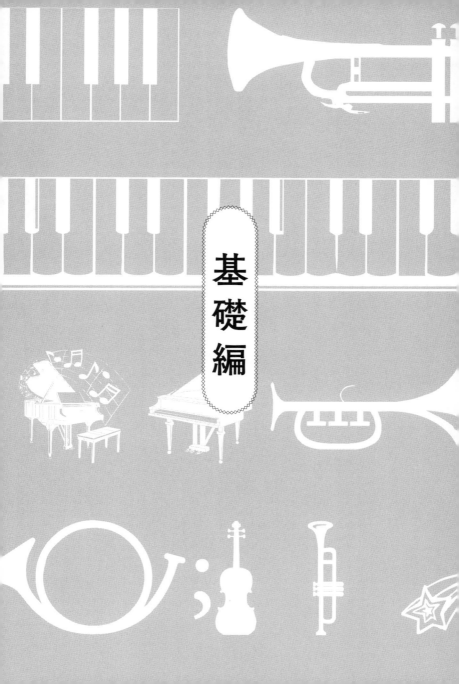

1 ヒト以外の動物には音楽がほぼ存在しない

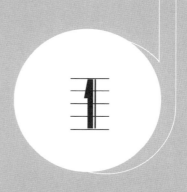

皆さん音楽はお好きでしょうか？

ひとくちに音楽といってもいろいろありますよね。人気の歌手やアーティスト、ミュージシャンが歌う歌謡曲やポップス、ロック、ジャズ、ソウル、ヒップホップ、他にもレゲエ、童謡やアニメソング、雅楽など。さらに、それぞれの国と地域に伝わる民族音楽、現代コンテンポラリーミュージック、ヒーリングミュージック、そして音楽の集大成といわれるクラシック音楽。今年、東京で開催されたオリンピックでは、ゲーム音楽が選手入場に使われ話題になりました。

思えば、ある特定の音楽ジャンルを指して「嫌いだ」「苦手だ」という人はいても、音楽そのものを「嫌いだ！」なんていう人に、かつて出会ったことがありません。

音楽は音と音とが連なってできるものであり、その音は感覚器につながっていて、生きていれば誰もが必ず感じるものです。たとえ聴力に不自由があったとしても、リズムや振動を皮膚から楽しむことは可能だからです。

また、音楽自体その発展の過程で、とても幅広い多様なジャンルやテイストを持っています。日常生活を振り返っても、ラジオ体操や運動会、地域のお祭りで使われていた音楽もあれば、ＣＭやドラマ、映画で流れていた音楽もあるでしょう。電車のホームやお風呂のお湯をためるときにかかる曲もあれば、お店やレストランなど空間を演出するものもあります。結婚式など式典で欠かせないものもあります。聴くだけではなく、奏でたり踊るものであったり、ときと場を変えれば讃美歌やゴスペルのような祈りでもあったりと、さまざまな場面で風のように流れてくる。とても身近な存在です。

音楽は人類共通のものであり、あらゆる文化にさまざまな形で存在しますが、これはヒトに限ったことであり、ヒト以外の動物には音楽がほぼ存在しません。鳥のさえずりや、クジラなどが発するメロディーのような音は、音楽というよりも彼らの言語であると認識したほうが良いでしょう。

人類史の中では人類の進化と共にこの趣が変わります。ヒトにとって音楽は、最初天災や外敵から身を守るために生まれたと考えられています。

われわれの遠い祖先たちが、恐ろしい猛獣など外敵から身を守るためや、天災を仲間に知らせる合図に鳴らしていた音が、やがて音楽へと発展していくのです。

自らの声や手を使って音を出すことから音楽は始まったわけですが、そこからヒトは知恵を絞って他の動物とは異なる音楽との関わりを持つようになります。より大きな音を出すために打楽器の先祖となるものを編み出し、そこから音を組み合わせることにより、まず**リズム**が生まれます。

そもそも人類の文化の中で、音楽はとても長い歴史を持っています。

例えば、世界最古のメソポタミア文明の遺跡からは笛や太鼓、ハープなどを演奏する人たちが描かれたレリーフも発見されています。

楽器が増えるにつれ、リズムがやがて進化して**メロディー**となり、そこからさらに異なる楽器を組み合わせることによって**ハーモニー**が生まれます。

より美しいハーモニーを追求するために複雑な楽曲も生まれ、同じ音楽を再現するために楽譜が編み出されていくようになるのです。

音と音とが組み合わさり、楽器によって昇華されたこの音楽に、古代人たちは神秘的な力を感じていたのでしょう。音楽は宗教的な儀式においても特別な役割を担ってきました。シャーマンと神とのコミュニケーションとしての音楽、あるいは音楽そのものの中に神の声を聴くといったように。

こうして音楽は祈りを生み、舞を生み、祭りを生み出していきます。

つまり音楽は、動物の中でも極めて高い認知能力を誇る脳を与えられたヒトが、楽器を発明することにより音を進化させていったものであり、進化の過程で使い方を多用に広げ、その後、実用のみにとどまることなく楽しみさえもみいだしていったものなのです。

さらに時代が下って音楽は、医療にも用いられるようになっていきます。

古代エジプトやヘブライでは病気の治療に音楽が使われたと今に伝えられています。科学的な医療の知識がなかった当時、病気は悪魔の仕業のように考えられていましたから、病人の体に宿った悪魔を追い払うために音楽が使われていたのです。

古代ギリシャあたりになると、音楽の効能が魔術的なものから切り離されて、理論的に捉えられるようになっていき、プロローグでお話ししたピタゴラスやプラトンといった識者が音楽の効用を唱えたり、実際治療の現場で用いたりするようになります。

昔は科学的な医療も薬もなかったから、気休めのようなものでしょう？　と思われましたか？　しかし、あながちそうではないようなのです。

ピタゴラスやプラトンが主張した音楽の体への効能は、なんと、近年になって科学的にも証明されたのですから。

詳しくはまた後ほどお話ししますが、磁気で脳の活動を測定できる**ｆＭＲＩ（ファンクショナルＭＲＩ＝磁気共鳴機能画像法）**という最新技術のおかげで、脳内の血流がリアルタイムで可視化できるようになり、音楽の体への効能についてさまざまなことがわかってきました。本書ではそんな最新の知見に基づいて音楽の体への効能も紹介していきます。

2

音楽は脳に働きかける！

文学を持たない民族はいても、音楽を持たない民族はいない

先の章で、ヒト以外の動物には音楽がほぼ存在しないと書きました。

一方、ヒトの場合は、なんと生まれたばかりの赤ちゃんでもリズムに反応するという研究結果があり、DNAレベルでヒトと音楽はつながっていると言えます。

ところが、例えば人間に近いといわれる霊長類のチンパンジーやボノボにさえ、そうした能力は備わっていないというのです。

音を発する動物のそれは、縄張りの主張や威嚇、求愛等のコミュニケーションに過ぎず、これは人類が最初の頃用いた手段と同様です。

しかし、ヒトに与えられた進化した脳により、ヒトは唯一そこからさらに歩を進め、音をつなぎ合わせ、リズムからメロディーを生み、楽器や声を組み合わせることでハーモニーを作り出すことをかなえていきます。

つまり、ヒト以外の動物は音を楽しんでいるわけではないのです。

また、文字を持たない民族はいても、音楽を持たない民族はいないといわれています。

例えばオーストラリアのアボリジニにヨルング族という少数民族がいるのですが、驚くことに彼らはこの現代においても文字というものを持っていません。

では、彼らは文字の代わりに何でコミュニケーションをとっているのかというと、なんと歌で伝えているのですね。さまざまな言い伝えや神話、先祖の教えなどを歌によって後世に伝えてきたのです。なぜ文字ではなく歌なのか――。

彼らはこう答えます。

遠い昔、誰もが音楽のプレイヤーだった……

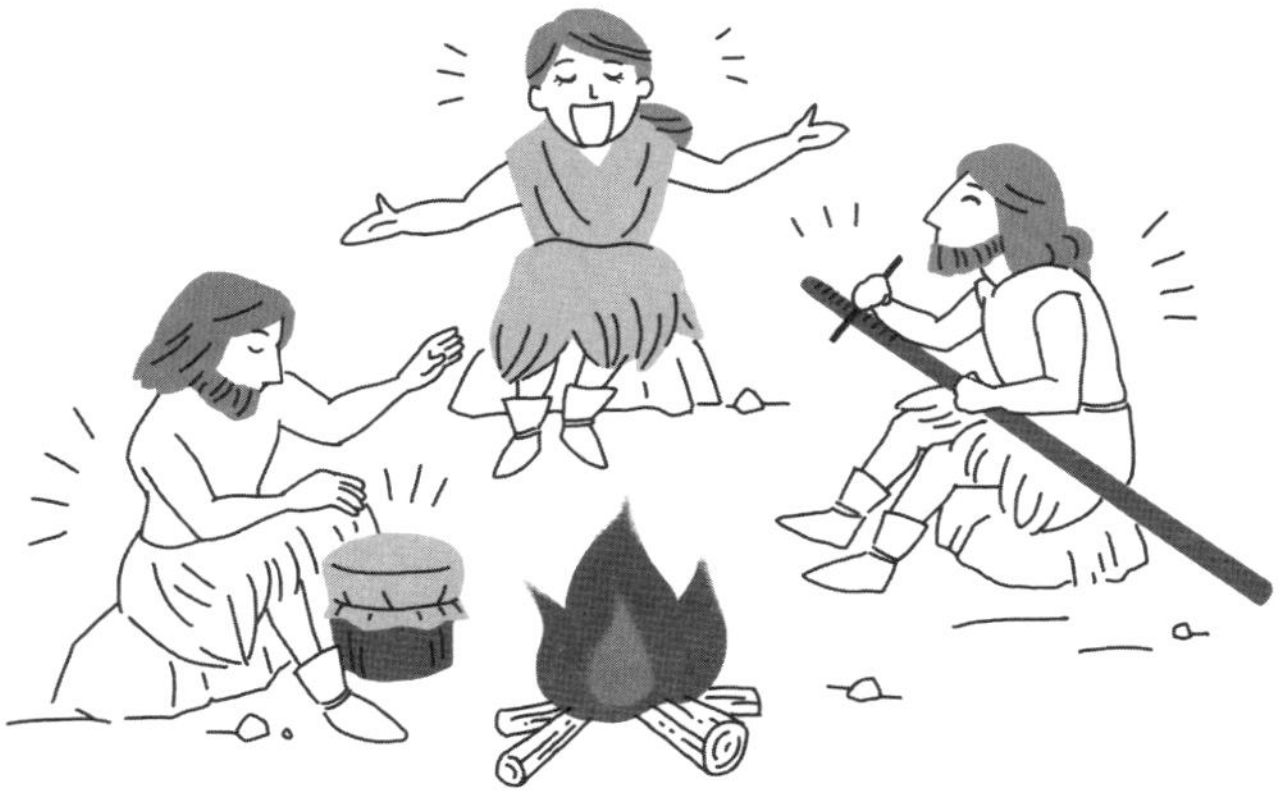

♩歌の方が言葉よりも深く届くから、心のいちばん深いところに歌は何かを届けてくれる

このヨルング族に限らず、皆さんもテレビの旅番組などで見たことがあると思いますが、アフリカや南米などの奥地で古来の暮らしを今も守っている伝統的な民族の人々がいます。

その中には、そこに暮らす誰もが歌ったり踊ったり楽器を奏でたりと、音楽を楽しむことが衣食住と同じレベルにある人々も少なくありません。プロやアマチュアといった区分なく、全員が音楽のプレイヤーであるかのように生きているのです。

人類約600万年の長い歴史の中で、ヒトはほとんどの期間を狩猟民族として暮らしてきました。今の文明社会はその長いスパンで見れば、ほんのわずかな、まだ始まったばかりのようなものでしかないと言って良いと思います。つまり約600万年のほとんどを狩猟民族として、アフリカや南米の伝統的な民族の人々と同じように、たき火を囲み、だんらんの時間を全員が音楽のプレイヤーとして歌って踊って過ごしてきたわけです。

そう考えるとわれわれが先天的にDNAレベルで音楽を理解しているのもわかる気がしますよね。

私たちが現代に暮らす文明社会では全員が音楽のプレイヤーというわけではありません。それでも、音楽を聴いてそこに美しさや楽しさ、哀《かな》しさ、荘厳さ、神秘、情景など、さまざまなものを感じとることができます。

音楽と共に思い出がよみがえる人もいるでしょう。こうしたことは当たり前ではありません。ヒトに授けられた驚くべき能力なのです。文明を追いかけた結果、今では誰もが楽器を弾けるわけではないけれど、作曲ができるわけではないけれど、それでも誰もが音楽を感じることはできる。私たちは皆そういう素晴らしい能力を持っているのです。

目を完全に閉じることはできても、耳を完全にふさぐことはできない

では、その音楽をわれわれは体のどこで捉えているのでしょう?

まず思い浮かぶのは耳ですよね。より正確にいうならば聴覚で捉えています。この聴覚は24時間休まず周囲を警戒する、体の大切なシステムでもあります。

例えば、視覚もまた周囲を警戒するのに重要な感覚ですが、聴覚のように24時間

休まず働いているわけではありません。夜、寝ているときには目をつむっています。私たちは、目の網膜に投影された光や色を脳が画像として整理することで物を見ているわけですが、もしもそれが見たくないものだとしたら、目を閉じたり、そっぽを向いたりしてしまえば見ることを避けることができます。

ところが、聴覚の場合は耳栓で無理やり音を遮断でもしない限り、耳は音を捉えてしまいます。目覚まし時計で朝起きることができるのも、思えばそのおかげというわけです。そんなふうに外界の音は聴覚を通して脳をいつもダイレクトに刺激しているのです。

音楽は新脳と旧脳どちらにも働きかける

音楽を聴いているとき、脳の中で何が起きているのかご存じですか？

さまざまな研究者や医療関係者が、音楽の持つ力や可能性について興味を持ち、これまで研究を行ってきましたが、先に触れたように、サイエンスの世界ではこの10年ほどの間にｆＭＲＩという技術が確立・進歩して、音楽がどのように脳に作用しているのかを、より科学的に解明できるようになりました。

ｆＭＲＩは、磁気によって脳を調べ、ある特定の刺激が脳に与えられたとき果たして脳の中の一体どの部分がより活発に働いているのか、それを画像化することができる技術・機器となります。

これにより音楽の力もまさに〝目に見える〟ようになったわけです。

人間の脳は、主に新脳と旧脳とに分かれています。考えたり言葉を話したりするときに使われる新脳は、理論と論理を組み立て理解し整理することに長けており、人間的営みや社会生活を送る上で必要不可欠です。これに対し旧脳は食欲や呼吸、感情など本能をコントロールしていて、生命の維持に欠かせない役割を担っています。

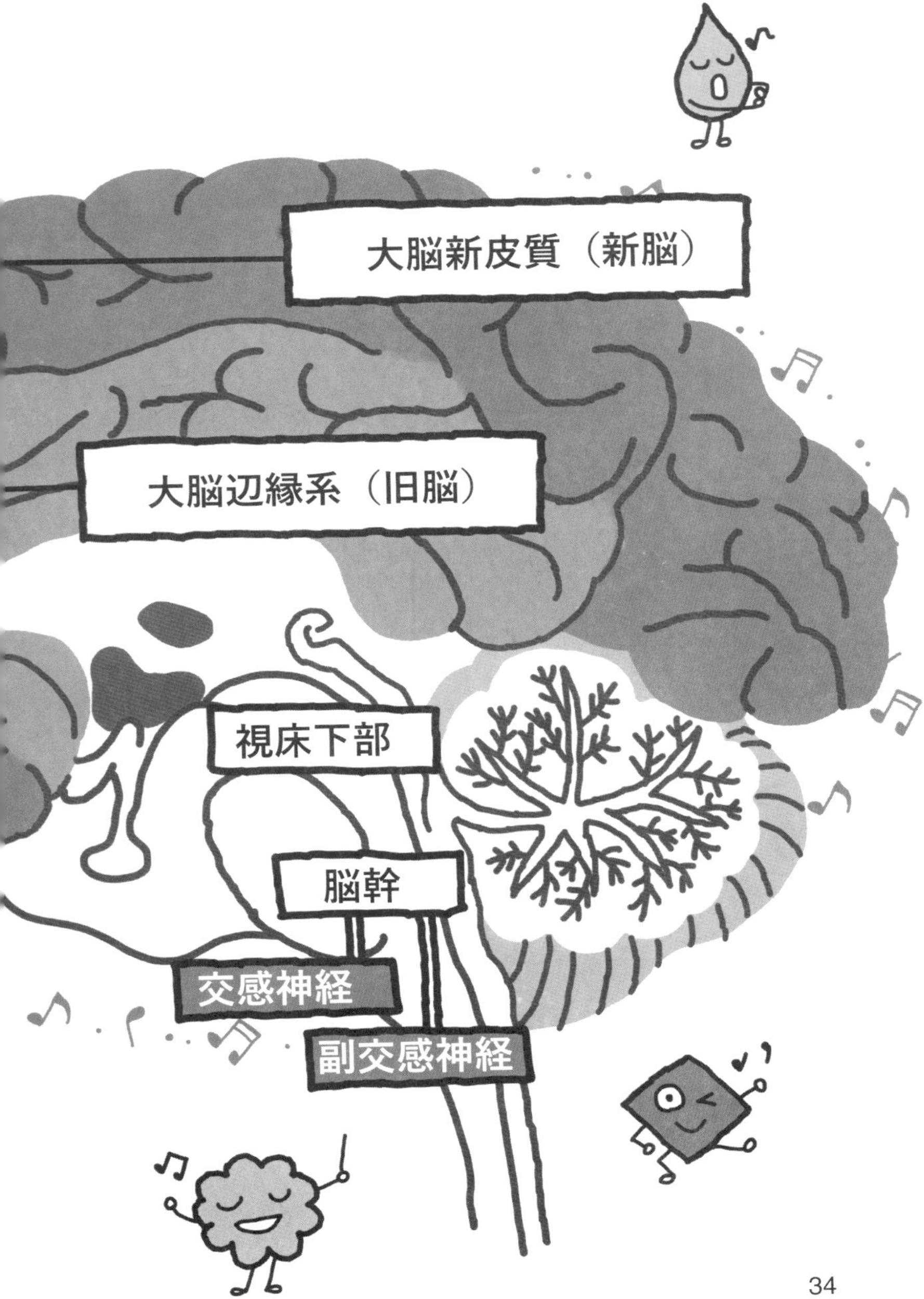
大脳新皮質（新脳）
大脳辺縁系（旧脳）
視床下部
脳幹
交感神経
副交感神経

新脳は、理論と論理を組み立て理解し整理することに長けている。
人間の営みや社会生活を送る上で必要不可欠。

食欲や呼吸、感情など本能をコントロールしている旧脳。
生命の維持に欠かせない役割を担っている。

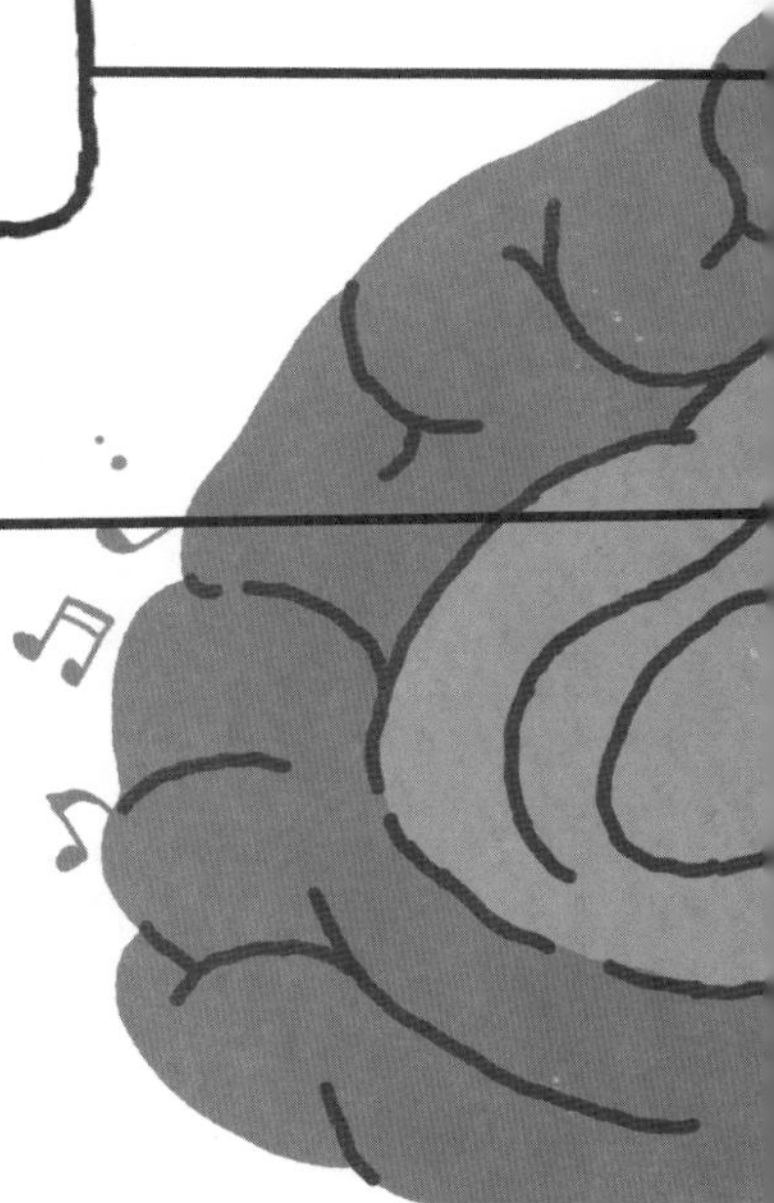

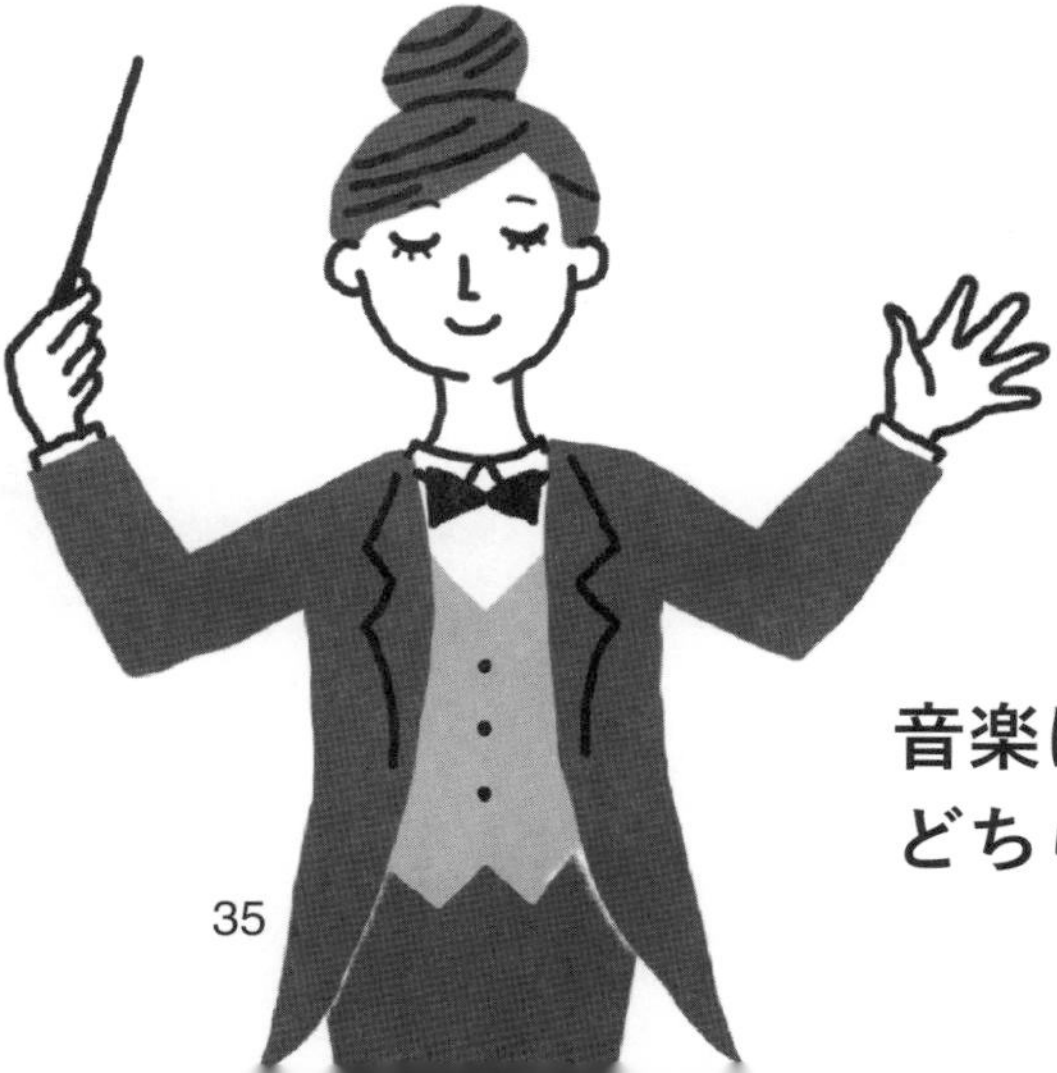

音楽は新脳と旧脳、どちらにも作用する！

ｆＭＲＩによる可視化でわかったことの１つとして、音楽が、この新脳・旧脳どちらにも働きかけているということが挙げられます。

しかも脳の部位ごとに働きかける音楽が違うということもわかってきました。脳はいわば、体や心の司令塔のような臓器ですから、そのような脳にくまなく働きかける音楽が、われわれの体にいろいろと影響するということが、このことだけでもなんとなくおわかりいただけるのではないでしょうか。

新脳と旧脳――脳の詳しい仕組みについては後述しますね。

3

あなたがリラックスしているとき、体の中で何が起きているの？

自律神経とは

脳のさまざまな部位をダイレクトに刺激する音楽が具体的にどのように体に作用していくのか──。まずはそれを理解するためにわれわれの体の中の自律神経とホルモンの働きを知っておきましょう。

例えば日曜日の昼下がり。自宅の部屋で寝転んだり、ソファで好きな本を読んだりお茶を楽しんだり。近所に散歩に出かけたり、少し遠出して海岸や森に出かけたり。ヨガをしたり、気の置けない家族や友人と笑い合ったり。自分がリラックスしている風景を思い浮かべてみてください。

さて、ではあなたはなぜリラックスできているのでしょうか？

医学的にいうと、それはあなたの体の中である変化が起きているからです。自律神経とホルモン。皆さんも聞いたことがあると思いますが、この２つが大きく関係しています。

まずは自律神経についてお話ししましょう。

自律神経は末梢神経の1つで体中に張り巡らされた細い神経網のことです。この自律神経が血管や心臓、肺、腸などの全内臓器官に伸びていて、われわれの意思に関係なく24時間365日、血液循環から呼吸、消化、排泄、免疫、代謝などをコントロールしています。

まさに生命維持における縁の下の力持ちというべき末梢神経なのですが、この自律神経には交感神経と副交感神経があって、この2つは体の中で例えるならば、車のアクセルとブレーキのような真逆の役割を担っているのです。

どういうことなのかというと、まずアクセルの役割である交感神経は主に体や思考をアクティブにしてくれます。

音楽の起源は危険から身を守るための合図であったという話をしましたが、そんな危険が身に迫ったらすぐに逃げなくてはならない、あるいは命を守るために戦わなければならないことだってあるかもしれません。

そのようなときに体がまったりとリラックスしていたら話になりませんよね。そこで交感神経の出番となるのです。

身の危険を感じたとき、交感神経が瞬時に活性化して、心臓の鼓動を早め血圧を高くしたり、筋肉の血管を開いて瞬時に動けるようにしたり、さらに、ノルアドレナリンやアドレナリンという戦うためのホルモンの分泌を促したりと、つまりは交感神経の活性化で体が臨戦モードに切り替わるわけです。

そのため、交感神経は**闘争と逃走の神経**とも呼ばれています。

一方の副交感神経はそれとは逆に体をリラックスさせてくれます。

夜、寝なければいけないのに体が興奮して臨戦モードになっていたら、いつまでも眠ることはできません。それでは困ってしまうので、今度は副交感神経が体に作用して心臓の鼓動を遅くしたり、筋肉の緊張を解いたりと、臨戦モードからリラックスモードに切り替えて、体を元の穏やかな状態に戻してくれるのです。

闘争と逃走の神経である交感神経に対し、副交感神経は**平和と消化の神経**と呼ばれています。

交感神経と副交感神経はどちらが良いというようなものではありません。どちらも欠かせず、双方が正常なバランスで機能してくれることで私たちの健康は保たれています。

この交感神経と副交感神経のバランスが崩れた状態が、いわゆる自律神経失調症です。全身のさまざまな器官をコントロールしてくれている交感神経のバランスが崩れて自律神経失調症になると、さまざまな症状が現れます。

だるさや倦怠感《けんたい》、眠れない、あるいは朝起きられない、めまいや頭痛、立ちくらみ、息切れや動悸《どうき》、食欲不振、手足のしびれ、肩こり、腰痛、情緒不安定……と、挙げていけばキリがないほどで、自律神経の正常なバランスがどれだけ体にとって重要なのかということがよくわかります。

♩ホルモンとは

次にホルモンの働きを説明しましょう。

こちらもまたわれわれの体にとって重要な働きをしてくれています。ひとくちにホルモンといっても、いろいろなホルモンがあり、それぞれが違う働きをしています。

ざっくりといえば、ホルモンとは血液の中に分泌される化学的な情報伝達物質なのですが、それが体内の至る所で、心や体に関するさまざまなメッセージを伝達しています。

われわれが朝目覚められるのも、会社に行って「さぁ、仕事だ」とやる気を出せるのも、お昼に空腹感を感じるのも、食事をして満腹感を覚えるのも、あるいは気分が陽気になるのも不機嫌になるのも、夜眠くなって熟睡するのも、ホルモンの働きが関与しています。

行動や心をホルモンがコントロールしているのです。そのため、ホルモンの分泌に異常を来すとさまざまな病気が引き起こされます。自律神経と同様、ホルモンの働きが正常であってこそ私たちは健康でいられるのです。

ホルモンの1つに**セロトニン**があります。セロトニンは感情に作用して幸福感やリラックス効果をもたらしてくれるホルモンです。

そのため通称「幸せホルモン」と呼ばれています。セロトニンが分泌されると、ノルアドレナリンやドーパミンといった交感神経を刺激して体を興奮させるホルモンの働きも抑えられます。

もう1つリラックスモードを語る上で忘れてはならないのが**アルファ波**。このアルファ波とは脳波の一種で、体がリラックスしているとき、脳の中はこのアルファ波という脳波に満たされています。

そして、脳波がアルファ波の状態のときに**ベータエンドルフィン**という幸福感や高揚感をもたらすホルモンが分泌されます。このホルモンはストレスを和らげてく

あなたがリラックスしているとき、体の中では？

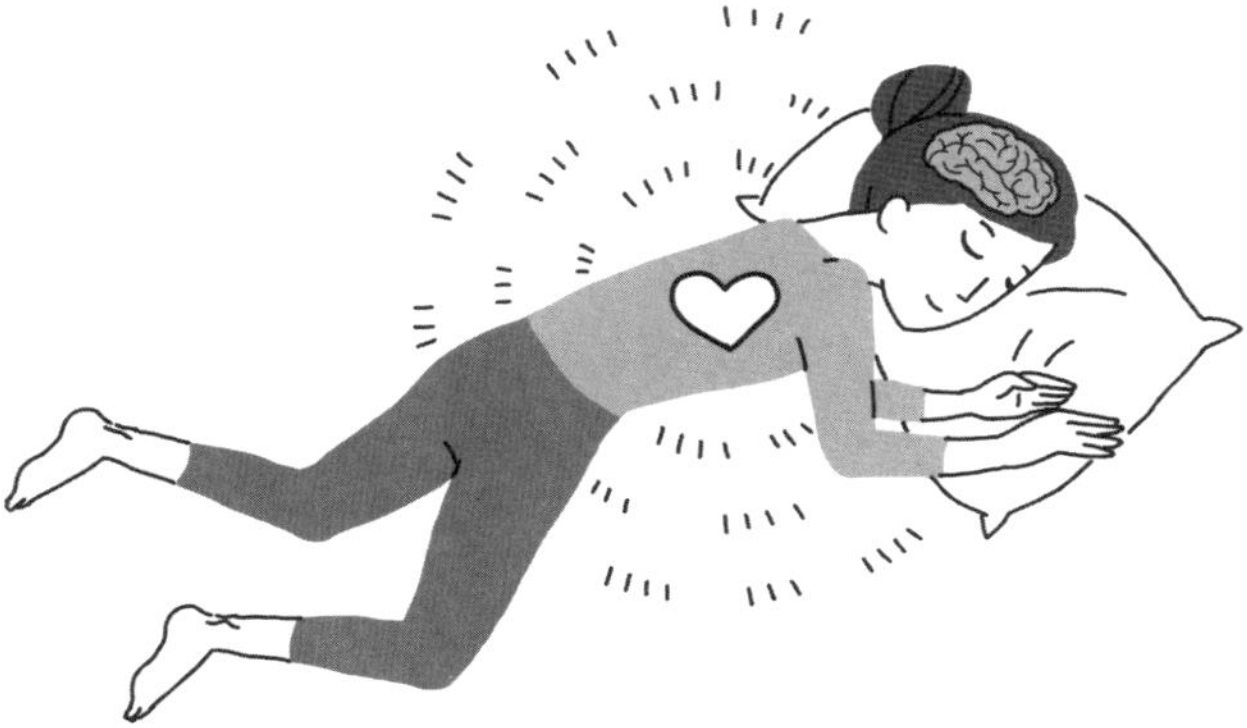

れるだけではなく、脳を活性化させたり、免疫力を高めてくれたりもする、こちらも重要なホルモンです。

この章の冒頭での「あなたはなぜリラックスできているのでしょうか？」という問い。もう、なんとなく答えがわかったのではないでしょうか。

そう、自律神経とホルモンがあなたの体の中で変化を起こしているからですね。リラックスを満喫しているあなたの体の中では、副交感神経が作用して体をリラックスモードにしてくれていて、また脳内はアルファ波で満たされ、セロトニンやベータエンドルフィンが分泌されているわけです。

好きな空間や、慣れ親しんだ場所、心地よい香りや感触、音や声などが五感を通じて副交感神経に働きかけ、体の中で変化が起きる。

私たちの体というのはそんなふうに、意識と関係なく外界の刺激からいつも影響を受けているのです。そこで重要な働きをするのが自律神経とホルモンなのですね。

まずはここをざっくりとご理解ください。

知っておきたい、痛みの一筋縄ではいかないところ

4

「音楽は名医」というタイトルを本書につけました。医師や医療機関に頼るときはどんなときでしょう？　１つは体のどこかに痛みを感じるときではないかと思います。

痛みを公式に測定するスケールは医学の世界にもまだありません。

そのため１人１人が感じる痛みがいかほどのものであるのか、当人以外、誰も正確に知ることはできず、そこがまた痛みのつらいところでもあるのですが、１つ覚えておいていただきたいことは、病気やけが、接触などによって起きる体の痛みも、喪失や傷害、不安などによって起きる心の痛みも、すべて感知しているのは「脳である」という事実です。

例えば手の甲を軽く叩いてみてください。この刺激や痛みは体のどこでキャッチし感じるのかといえば、手の甲ではなく脳なのです。

もう少し専門的にいえば、手の甲を叩くとまず反応するのが**侵害受容器**という、いわば痛みのセンサーがその刺激を感じ取り、瞬時にその刺激を電気信号化します。

その信号が知覚神経を通って脊髄の神経細胞に伝わって、さらにその脊髄をさかのぼって脳に信号が届く。このとき初めて脳が「痛い！」と感じるのです。

では、なぜ脳はわざわざ痛みなどというものを感じるのでしょうか。

それは、もし痛みというものがなかったら、と想像してみればわかります。

例えば、皆さんが足をけがをしたとしましょう。このとき、もし痛みというものがなければ、皆さんはおそらくけがをした足をかばわずに、平気で普段と同じように歩くのではないでしょうか。

そもそもけがをしたことにさえも気がつかないかもしれません。

そうすると、足はますます損傷を悪化させていきます。けれど、痛みがあればけがをした足をかばい、当然無理はしないし実際無理ができなくなります。無理をせず局所をかばうことで回復も早まります。

そう、つまり痛みというのは、そうした体のダメージを伝えるサインとしての役割を担っていて、痛みを感じるということは、体を守るために重要なことでもあるのです。

急性痛と慢性痛

専門的にいうと、痛みにはたくさんの種類がありますが、これらを大きく分けると、まず**急性痛**と**慢性痛**という2つの種類に分類することができます。

急性痛とは、けがや病気、接触など、痛みの発生した状況がわかりやすく原因のある痛みです。

特にけがや病気により発生した痛みは、医療機関で痛みの原因を特定できますので、しかるべき治療を施せば改善、解消されるものがほとんどとなります。

ここでとても大切なことは、痛みが発生した早い段階で、必ず専門医の診療を仰ぐことです。急性痛は医療の領域になりますので、自己判断は禁物です。

一方の慢性痛は、急性痛が治まり、けがや病気が治癒した後も残る痛みや、例えば片頭痛、肩こり、腰痛、生理痛、関節痛といった長期に渡って続く痛みや、天候や気温によって左右される痛みなどがあります。

気が付けば痛いことが当たり前になっていたという人も多く、いつ頃始まった痛みなのか、記憶が定かでない場合も少なくはありません。

こうした慢性痛ですが、いずれも急性痛と同様、できればまず専門の医療機関で診断を仰ぐことをお薦めします。

今では慣れ親しんでしまったいつもの痛みに実は大病が隠されていた、何かのSOSだったということはよくあることです。

また、痛みには、実際痛んでいないのに痛い気がしてしまうという類のものもあります。病気やけがが治ったのに痛いという感覚だけが残ってしまうのです。これを**痛みの記憶**といいます。

なぜそんなことが起きてしまうのかというと、痛みを経験すると、脳はそれを学

その痛み、脳の勘違いかもしれません……

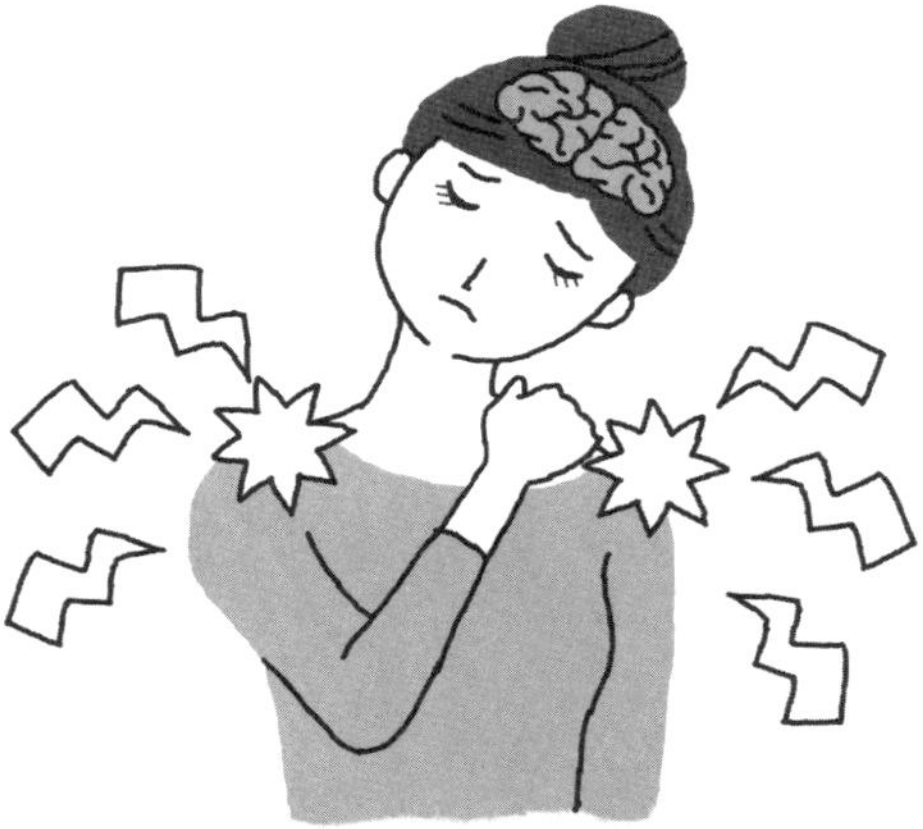

習し記憶します。通常であれば、痛みの体験だけが記憶され痛みそのものは記憶から消えてしまいます。

例えば、一度ハチに刺されれば、脳は「ハチに刺されると痛い」という学習をそこでして、以後ハチを避けて通るようになりますが、ハチに刺された痛みをいつまでも感じ続けることはありません。

しかし、何度も同じ痛みを長く体験し続けることで、神経に誤作動のようなことが起きてしまい、痛みがないにも関わらず、痛みを感じることがあります。

慢性痛の中には、実際痛んでいるわけではなく、この痛みの記憶が原因のものもときにはあるのです。

さらに、痛みには、適切に対応しないと痛みが増してしまうという、やっかいなところがあります。これを**痛みの悪循環**といいます。

痛みで交感神経が過剰に刺激されると、血管が収縮し筋肉は緊張して血行不良を起こします。その血行不良が冷えやしびれなどを引き起こし、さらなる痛みの物質を発生させ脳にそれを知らせます。これでは痛みがひどくなるばかりです。

このように痛みには一筋縄ではいかないやっかいなところがあるのですが、1つ確かなことは、どのような痛みであっても、その痛みはすべて脳が感じているということです。そのため、痛みを抑える、軽減させる、忘れさせる、消失させる……といった作業を何かで実行するためには、脳に働きかける必要があるということになります。

そこで音楽の登場なのですね。聴覚という感覚を通してダイレクトかつパワフルに脳に送られる音楽の刺激及び信号は、この痛みの緩和に利用することができます。

次項ではそんな音楽がどのように痛みを和らげてくれるのかということを説明しましょう。

5

痛みをマスクする音楽の効能

音楽は新脳と旧脳の両方に働きかけることをお話ししましたが、音楽のような聴覚の刺激を利用して痛みを和らげることを、医学用語では**聴覚性痛覚消失**といいます。痛みの刺激を上回る別の刺激（この場合は音楽）を脳に与えることで、痛みが**マスクされる（覆われる）**のです。

また、音楽の刺激を脳が上手に受け取ることで、さまざまなホルモンの分泌が促されます。このホルモンには、痛みを鎮めるものもあれば、落ち込んだりふさいだりする気分を改善するものもあります。

加えて音楽は自律神経を整えることにも利用できるので、痛みで緊張した心や体をほぐすことにもとても有効であるということがいえます。

音楽を聴くことによって刺激され活性化されることを期待できるホルモンとしては**エンドルフィン、ドーパミン、セロトニン、アセチルコリン**などの神経伝達物質が挙げられます。

中でもエンドルフィンは痛みの治療などで使われる「モルヒネ」とよく似た作用

音楽で痛みをマスクしてしまいましょう

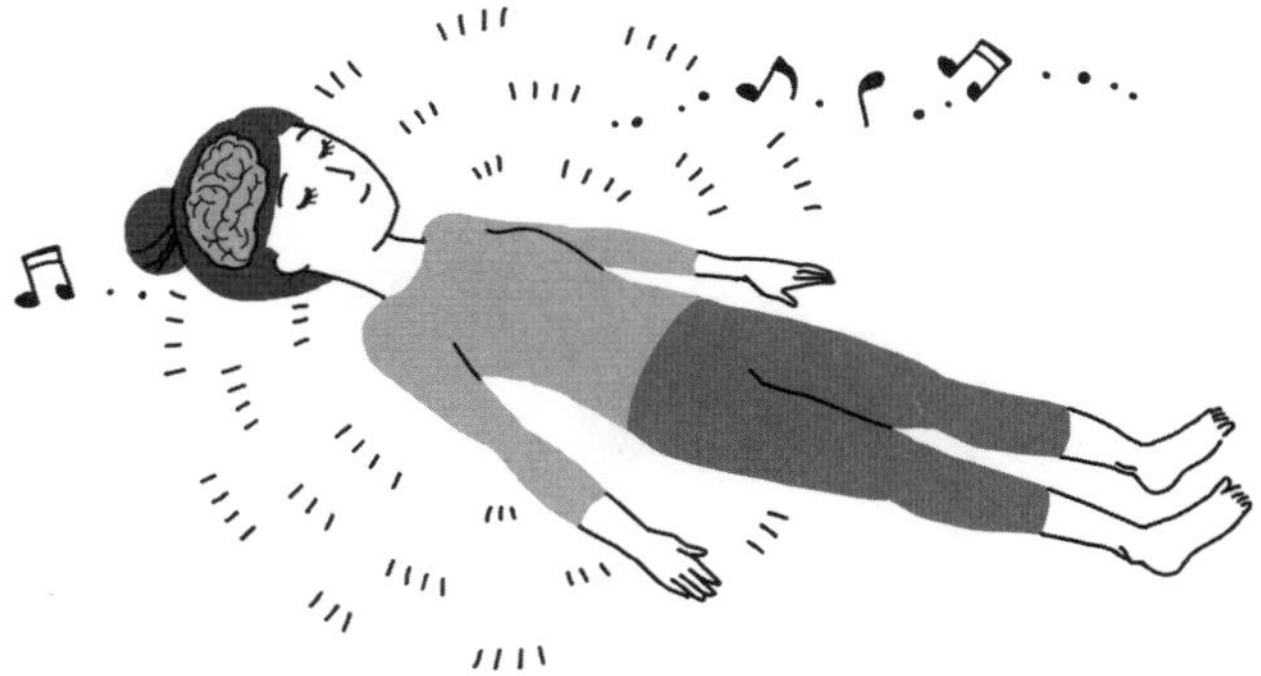

で知られ、かつ、モルヒネを6倍も上回る鎮痛作用があることで知られています。

例えば赤ちゃんの出産のときには痛みを伴いますが、薬を簡単に使用するわけにはいきません。そうしたときに深呼吸をしてできるだけリラックスするよう促される場面があります。

このとき、医療従事者が何を働きかけているかというと、呼吸を深くすることで少しでもこのエンドルフィンといった物質を体内で放出させ、痛みを多少なりとも軽減させようという目的もあるわけです。

エンドルフィンは快楽や多幸感も同時にもたらすため、通称**脳内麻薬**とも呼ばれています。

また、エンドルフィンには「快」の感覚を与えるホルモンである**ドーパミン**の作用を持続させる働きもあります。マラソンなどでランナーズハイという状態がありますが、疲労や痛みがあるのに気持ち良いと感じてしまうのはエンドルフィンの効果によるものもあるでしょう。

ドーパミンは欲求が満たされたとき、あるいは満たされることがわかったときや、感動したり気持ちがよくなったりすると分泌され、快感を与えてくれます。音楽はまさに感動を与えてくれるものですから、ドーパミンとの相性はいうまでもありません。

セロトニンは先の項でも紹介しましたが、ホルモンの情報バランスを整えて精神を安定させる効果があります。

セロトニンが刺激を受け活性化されることで心が安定するばかりか、自尊心と自信を持って物事に取り組めるようになれますし、また、セロトニンには、痛みの伝達を抑えて痛みの感じ方を弱める効果もあります。

アセチルコリンは学習や記憶、睡眠、目覚めなどに深く関わる物質で、副交感神経の末端から放出されます。体が**リラックスモード**に切り替わりますので、活性化されることで焦燥や不安から解放され、睡眠の質が向上することも期待できます。

アセチルコリンが放出されることで心臓の動きをゆるやかにし、血管を広げますので、痛みによる筋肉の緊張や血行不良の解消に有効です。

聴く音楽によってどのホルモンが活性化するかは違ってきますが、新脳と旧脳の両方に働きかける音楽の幅広い作用がおわかりいただけるのではないでしょうか。

また、音楽を聴くことによってこれらのホルモンの分泌が促されるだけではなく、自律神経のバランスが整えられます。

　先にお話ししたように自律神経には、主に日中活動したりストレスを感じたりするとき活発になる交感神経と、夜リラックスしたり眠ったりするとき活発になる副交感神経とがあり、この2つの神経のバランスがとれ、時間と状況の経過に準じた形で交互に優位になることが体にとって理想の状態であるといえます。

　しかしながら、ある特定の痛みを体や心に感じている間は交感神経ばかりが優位になり、副交感神経との切り替えがうまくいかない状態に陥ってしまうのですが、音楽を聴くことによってそれを正常に戻すよう働きかけることも可能となるわけです。

6

理想的なのはクラシック音楽

専門の医療機関を頼った後、それでも残る体の痛みや心の痛みを軽くしたい——。そんなときに頼る音楽とはどういったものが良いでしょう?

まずは難しく考えず、自分が好きな思い入れのある曲を聴いてみてください。とても大切なこと、それは自分には音楽があることを思い出すことです。好きな曲であれば自然にその曲に心を乗せ、のめり込むことができます。

大切なのはそんなふうに音楽に心奪われる時間を自分でつくっていくことなのですね。これが「痛みをマスクする」の第1歩となります。

第2歩として、もう少し専門的に音楽を選ぶならば、**サビ**がわかりやすいものを選んでください。

音楽には**サビ**と呼ばれる盛り上がる箇所がありますが、このサビの前にドーパミンが分泌されるということが音楽と脳に関する研究でわかっています。

ある曲を聴いていてサビがそろそろ来るぞと、脳が期待して待ち構えるわけです。そしてその通りにサビが来ると脳は快楽を感じる。この脳の特徴は覚えておくと役に立つでしょう。

次なる第3歩としては、歌詞のない曲に手を伸ばしてみてください。歌詞、つまりボーカルが入った曲は同じ聴覚で捉えるものではありますが、音とは別に「歌詞=言語」というファクターが入っています。

そうなると、脳は途端に忙しくなり、言語を処理し解釈するために交感神経を作動しなければならなくなります。痛みをマスクすること、そして痛みを和らげるホルモンを活性化させること以外の仕事を脳に与えない方が良いと思います。

例えば、音楽手法の1つに「ラップ」という歌唱法があります。ヒップホップと関連していることが多いかと思いますが、ラップはリズム&言語で構成されていることがほとんどで、メロディやハーモニーを必要としません。独特なメッセージを持つ、韻を踏んだパワフルな言語は交感神経を刺激するのに長けています。

リズムは原始脳である旧脳を刺激しますから情動は解放され、言語が左脳を刺激し、その上で交感神経が優位になってしまうというのは、弱った体には時に刺激が強過ぎます。それが好きな曲であれば思わず声帯を動かしてしまうこともあるでしょうから、喉の痛みや風邪を引いているとき、肺の炎症時などにはお薦めしませんし、また普段からラップに親しんでいる人などは、こうした観点からどこかが痛むときに言語を必要としない音楽を聴いてみることをお薦めします。

第4歩として選ぶ音楽は、たくさんの楽器が使われていたり音階に幅があったり、曲のテンポに強弱があったり、曲自体の長さが長いものをお薦めします。脳の特徴として簡易なものよりも、より複雑なものを選ぶという点にここでは注目していきます。

聴きなれたポップスやロックなどでは聴き始めた最初は良いものの、次第に脳が飽きてしまい仕事がおろそかになってしまうことがあるため、痛みの軽減まで至らないこともあるでしょう。そのため、このあたりからは少々趣の異なるものを探し見つけていくことをお薦めします。

こうしたいくつかの点をすべてクリアし、第5歩としてお薦めするのが、私の大好きなクラシック音楽です。

私自身、幼少の頃よりもう50年以上クラシック音楽に慣れ親しんだ暮らしを送っていますが、さまざまな音楽ジャンルの中でもクラシックというジャンルは、少々特別なものであると思っています。

リズム・メロディー・ハーモニーが三位一体となり、オーケストラによって演奏されることを前提とした楽譜により幅広い周波数の音が含まれ、旋律も複雑かつ豊かです。

1曲を奏でるのに必要とする時間数も圧倒的に長く、ストーリー性あふれる構成力が下地にあり、また1つ1つの楽章に前後を結ぶ理論展開が置かれ、1音でも順序が逆になるとその理論が崩れてしまうタイプの音楽でもあります。楽曲の中にさまざまなアイディアとモチーフが隠されていて、世代を超えて解釈が楽しまれています。

クラシック音楽は、初めての人にとって、慣れ親しむまである程度の時間と経験は要しますが、そもそも先に書いたように脳という臓器は複雑なものを好み、楽なものや安易なものには飽きやすいという性質を持っています。

つまり、クラシックのような複雑なものを脳は喜び、好むのです。脳に刺激を送るために「音の集大成」である音楽を使うのであれば、その最高峰に位置するクラシックほどぴったりなものはないでしょう。

ワーグナーやラフマニノフ、ブラームス、ブルックナー、ヴェルディ……など、私自身の人生を振り返ってみても、勉強や研究を始めて人生に訪れたさまざまなシーンにおいて、こうしたクラシックの名曲がとても役立った経験を豊富に持っています。

悩みを抱えていた思春期には、チャイコフスキーの交響曲第5番を何度も何度も聴いて心に希望を持つことができました。情緒の安定や安眠、創作活動において、今でも欠かすことができません。

幼少から思春期にかけては、なぜクラシックにこれほど自分は助けられているのか深く考えたこともなかったのですが、医師となってから学んだ専門の分野で、音楽が痛みを軽減する理論を知るに至り、なるほどと膝を打った経験があります。

クラシック音楽は構成も複雑で、曲の中にさまざまな伏線が張られている、ある意味「仕組まれた音楽」でもあります。複雑な分、脳に与える快感も多くなります。複雑であればあるほど脳はそれを克服しようとして脳内でエンドルフィンを出します。

そして難しいことが理解できたときに、脳はドーパミンを分泌して、より感動や喜びの感情につなげるのです。特に交響曲などは重厚でドラマティックで、それこそ1つの宇宙であると言いたくなるような豊かで深いものがいっぱいあります。脳にとってもそれだけ喜びがいがあるわけです。

そしてクラシック音楽にはさまざまな楽器が使われます。

ピアノ、ヴァイオリン、チェロ、トランペット、クラリネット、ホルン、シンバ

さまざまな楽器が奏でられるクラシック音楽が理想的！

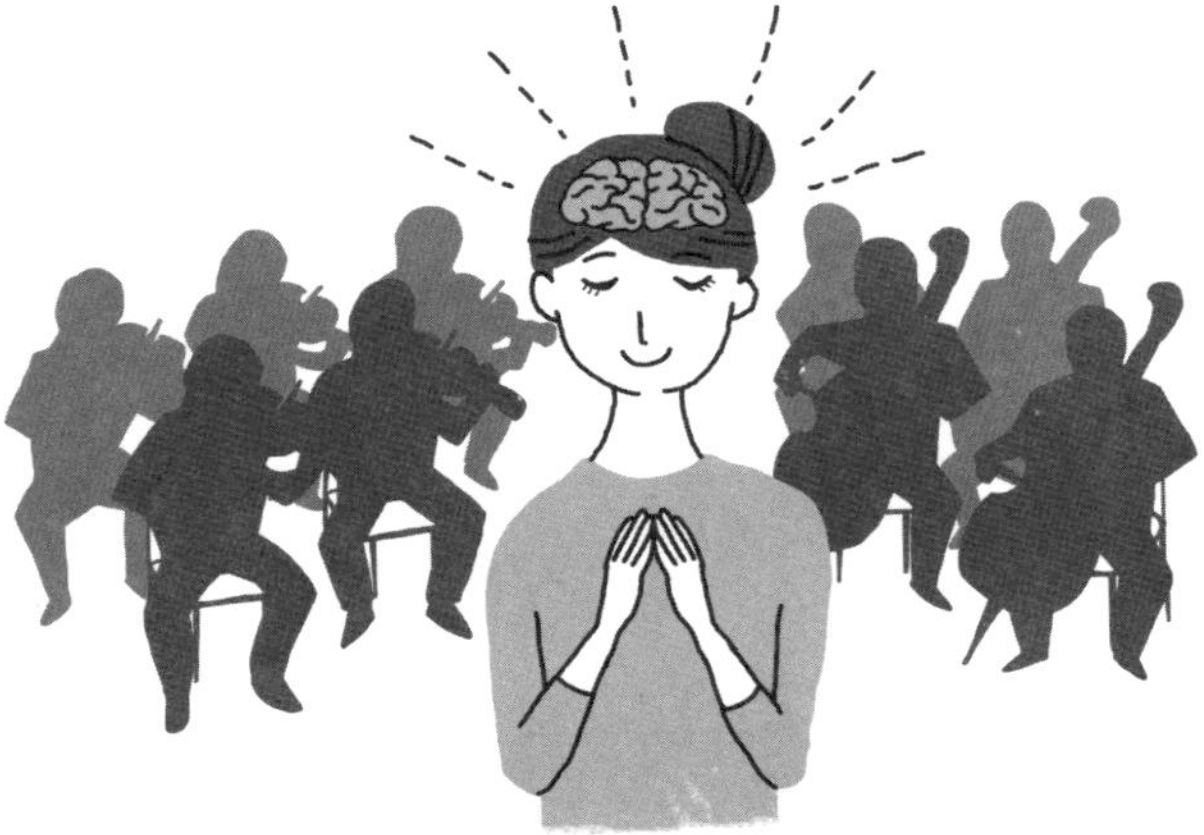

ル、ハープ……といったように。そのため低音から高音まで実に幅広い周波数の音が入っているのですね。これがまた、脳を豊かに刺激する要素に事欠かないわけです。エンドルフィン他必要なホルモンも劇的に分泌されるというわけです。

バリエーションが飛び抜けて豊富なのもクラシック音楽の特長です。管弦楽、組曲、室内楽、吹奏楽、協奏曲、交響曲……楽曲も一生かけても聴ききれないほどありますし、同じ曲でも指揮者や演奏者によって全く変わってしまうので、好きになった楽曲を聴き比べる楽しみも豊富です。

まさに複雑なもの、豊かなものに感動や喜びを感じる脳にぴったりなのですね。

クラシック音楽について、今まであまり聴いてこなかった、ちょっと堅苦しくて苦手……という人もいると思います。しかし、ここ日本では意外とさまざまな場所でクラシック音楽は使われていますから、意識して聴いてこなくとも知っている曲がいくつもあるはずです。

運動会やCM、結婚式、ドラマや映画のさまざまなシーンなどいくつもの名曲であふれていますから。こうした「どこかで聴いたことがある」音楽の原曲から聴き始めてみると、ああ意外と自分はクラシック音楽好きかもしれないと、そんなふうに思うかもしれません。

では、こうしたことを踏まえて次章では、具体的な痛みを例にとって、第5歩のクラシック音楽からどんな楽曲が効果的なのかを紹介してまいりましょう。

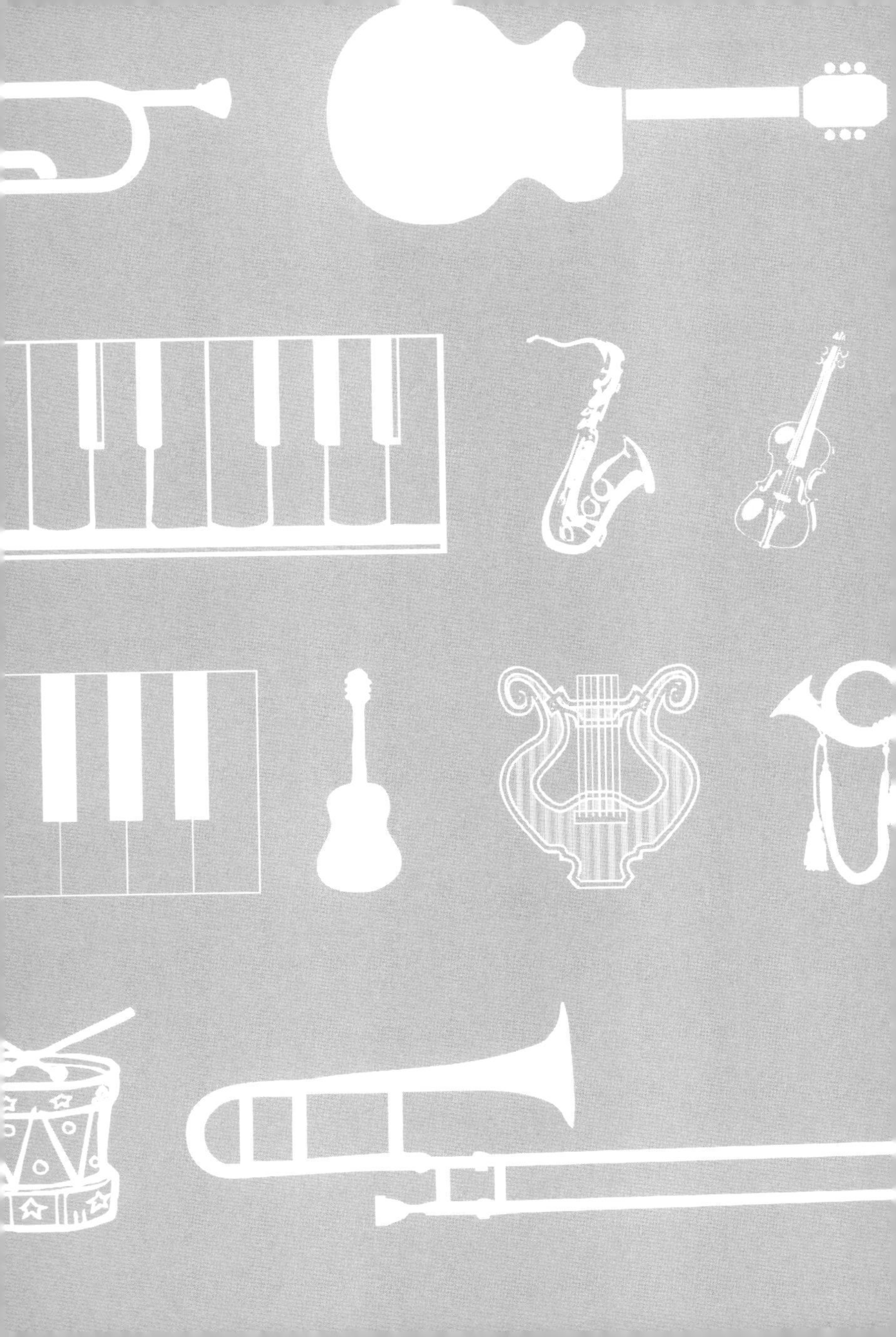

実践編

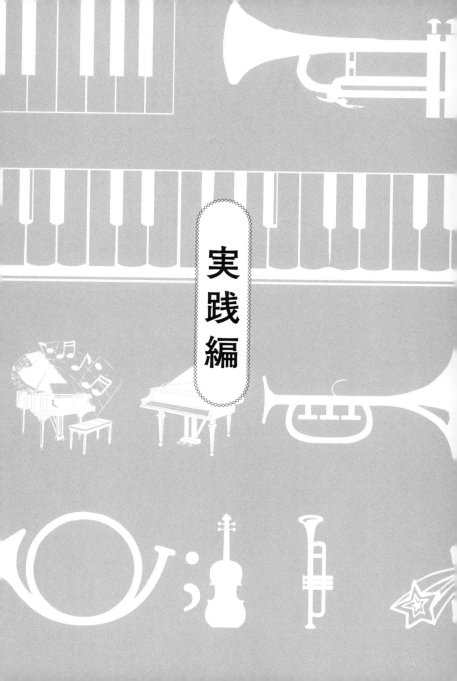

7

活性酸素の発生を防ぐ音楽の実際の効能とは？

私は、病気の専門家ではなく、健康を専門にした医師になろうと最初の専門医を取得した2000年にふと思いつき、「健康な人」を対象とするレーザー医療を専門にすることにしたのですが、それから約20年が経ちました。

しかしながら、外側からの若返りだけでは、健康な体を維持することは難しい。内面からサポートするために、病気に対する一般医学や生理学や生化学、栄養学などの知識も必要です。

21世紀になり超高齢化社会を迎えて、人生が60年から100年になるに従い、疾病構造が変化すると共に、約50年おきに医療に対するニーズが変化したと私は思っています。

1900年までは、栄養不足、栄養素不足と戦い、勝利

1950年までは、細菌感染症と戦い、抗生剤で勝利

2000年までは、外科的にがんと戦い、一部勝利

2050年までは、活性酸素と戦う50年、進行中

２０５０年からは、遺伝子編集や再生医療が診療開始

そう、現在の医療のフェーズでは、まさに活性酸素をコントロールすることで、病気になりにくい体をつくるための医療の研究が進みつつある時期ともいえるのです。

疲れや老化と戦うためには、生体でつくられる活性酸素の除去が何よりも大切です。なぜなら、

体の酵素の酸化が「疲労」に。
体細胞の酸化が「老化」に。
遺伝子の酸化が「がん化」に。

つながるからです。

活性酸素には4種類があることが知られています。それは、スーパーオキシド、

一重項酸素、過酸化水素、ヒドロキシラジカル。活性酸素は、35歳までであれば、SOD（スーパーオキシドディスムターゼ）すなわち、スーパーオキシドを除去する酵素によって過酸化水素に変わりますので、ほぼ問題ないといえますが、35歳を超えるとSOD活性が低下しますので、いかにうまく活性酸素を除去するかが、健康で長生きするためには大切になります。

一方で活性酸素が体に生じる原因は以下の5つ。これをそれぞれ排除することで、健康が維持できると思います。

(1) **ATP（エネルギー産生）**のためミトコンドリアで生成される活性酸素
(2) **食材や毒物**によって取り込まれる活性酸素
(3) 体の**過度な緊張**によって発生する活性酸素
(4) 過度な**ストレス**によって発生する活性酸素
(5) **紫外線**によって皮膚に発生する活性酸素

疲労や老化やがん化の初動となるのはやはりスーパーオキシドが体内にたまること。スーパーオキシドを除去するには、ＳＯＤかビタミンＣか分子状水素しかありません。

35歳を超えて、ＳＯＤが低下した際に、いかに効率よくビタミンＣ、分子状水素を体内に取り入れるかが研究課題になると思います。

そして、35歳過ぎたら、いかにストレスがない生活をするか。もしくはいかにストレスを発散するか。これが「元気に長生きして病気に苦しむことなく死ねる」という、いわゆるピンピンコロリに近い道です。

軽度の運動や、勉強などの軽いストレスは、むしろ体に良いといわれていますが、私のお薦めは、音楽でも、舞台でも、舞踊でも、旅行でもよいので、好奇心を持って、１つでも多くの、新しいリアルな経験をすることだと思います。

こうした新しい経験が、活性酸素を生産する「過緊張」と「ストレス」に効果があるのは多くの文献で立証されています。

聴いたことがなかったオペラに挑戦する。

美術館に足を運ぶ。

はじめてのスポーツや趣味に挑戦する。

世の中がコロナ禍となって、海外旅行やツアーなどは以前よりもハードルが高くなってしまいましたが、せっかくなので日本国内のまだ訪れたことのない場所にふらりとひとりで出かけてみるのも良いと思います。

意外と近場にそれまで知らなかった素敵な場所や、見たことのない景色があふれていることありますよね。身近でささやかな新しい体験を積み重ねていくことがやはり強いのだと、こうした世の中になって特に私自身感じています。

1. こんな痛みを感じるときに、選ぶのはどんなクラシック音楽?

専門の医療機関でもなかなか治せない痛みを音楽でやわらげる——ここからは実践編です。

痛みを和らげるために音楽を聴くときは、ただやみくもに聴けば良いというわけではありません。大切なポイントは**音楽に心を奪われる時間を自ら意図的につくること**なのですね。

それこそ音楽に心を預けてしまうような感じで聴き入ること。そして曲と旋律を覚えてしまうこともポイントになります。

前章で脳が音楽のサビの盛り上がりを待ち構えているというお話をしましたが、それと同じで、曲と旋律を覚えてしまうことで、脳がその音楽を聴きながら「ここのメロディーが美しい」「ここから盛り上がる」といった、待ち構える「期待」と、その「期待」に応える「報酬」を感じて、より快感を覚えるホルモンを分泌させるからなのです。

そしてまた、それを繰り返すことで、脳の中の感じる回路が太くなります。回路が太くなればより効果はおのずと増していきます。

体の周りからできるだけ痛み以外の不快な要素をまずは取り除き、音楽に没頭できる環境を整えてみましょう。

そして、先に書いた第1歩から第4歩までをまずは試してみましょう。

その上で、第5歩を踏み出してみようと思われた人に、この章では少しマニアックな選曲をご紹介してみようと思います。

痛み別に、その痛みに関わる脳の部位を想定し、第5歩＝クラシック音楽からの選曲になります。ご存じない曲も出てくるかと思いますが、興味を持たれた楽曲はインターネットで検索などして聴いてみてくださいね。

【いつもの痛みか……緊張性頭痛】

緊張性頭痛はパソコンに長時間向かっていたり、スマートフォンを片時も離さず下をいつも向いていたりするような、体にとって無理な姿勢を長く続けていると起こる頭痛です。

家事に育児に介護にと、いつも時間に追われているような気持ちになっている人にも多いかもしれません。眠りの浅い人にも多いとされています。

首の筋肉の凝りやストレスが原因とされる、慢性痛の頭痛の中でも一番多い頭痛です。

緊張性頭痛の要因は、長時間のデスクワークで思考をつかさどる新脳に負荷がかかり過ぎているからです。自律神経が緊張モードの交感神経優位になっている状態です。

ですから必要なのは自律神経のバランスを整えるために副交感神経を刺激する音楽です。副交感神経が刺激されてアセチルコリンが分泌されることで、心臓の動きが抑えられて血圧も低下し体がリラックスモードに切り替わります。

ここで私からお薦めする音楽は、マーラーの『交響曲第5番嬰《えい》ハ短調第4楽章』です。この曲はマーラーの中でも屈指の人気曲です。ヴィスコンティの映画「ベニスに死す」でなんとも印象的に使われて一躍有名になった美しい曲です。

まるで歌曲を連想させるような、豊かで情感あふれる優しく包み込まれるような、

あのバッハが作曲した快眠音楽は効果抜群!?

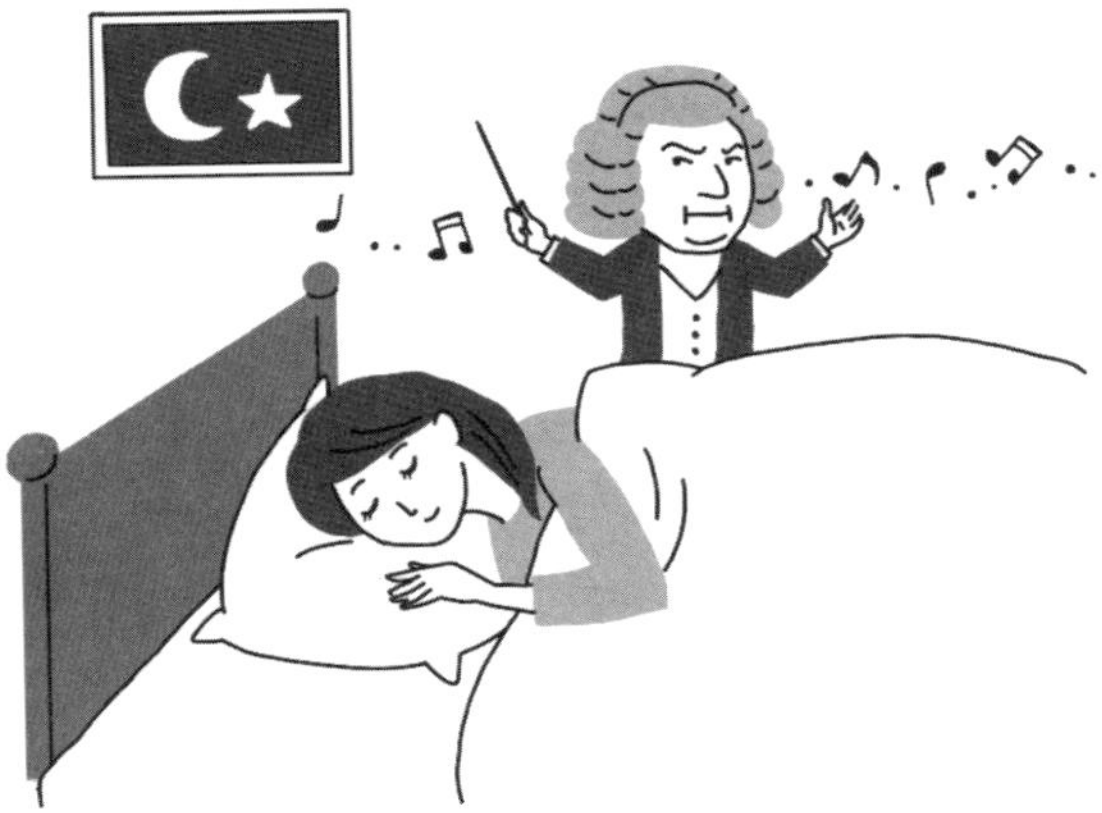

ゆったりとした旋律の中にも力強いリズムがあるこの曲なら、アセチルコリンだけではなく、旧脳も刺激してセロトニンの分泌も期待できます。腹式呼吸を意識しながら聴くとさらに効果的です。

【ああ、仕事が手につかない……。脈打つ痛さの片頭痛】

ズキズキと脈打つようなつらい痛みの片頭痛は、女性に多い頭痛でもありますね。この片頭痛の原因はまだ解明されていないのですが、セロトニンの分泌が安定しないからとも、あるいは血管が過剰に拡張してしまうことから起こるともいわれています。

そこで、血管の拡張を止めるためには「緊張モード」の交感神経（＝アドレナリン）に働きかけるような音楽が効果的です。同じ頭痛でも、緊張性頭痛のような、リラックスモードの副交感神経に働きかける音楽とは逆なので、くれぐれも間違えないようお気をつけください。

お薦めの音楽は、チャイコフスキーの組曲『くるみ割り人形』花のワルツ。クラシックならではのぜいたくな弦楽器の音が耳に心地よく、気分が華やいできます。かくいう私自身も朝から晩まで働いていた研修医の頃、この曲をよく聴いていて、いつも明日への活力をもらっていました。

【日本人の国民病？　肩こりの痛み】

肩こりといえば、もはや日本人の国民病といっていいくらい多くの人が悩まされているのではないでしょうか。

その原因は、多岐に渡ります。同じ姿勢をずっと続けていたり重いものを持ち過ぎたり、運動不足や心労などの場合も……肩の筋肉がずっと緊張しっぱなしになってしまい、そのせいで血行が悪化、酸素不足になった筋肉に疲労物質の乳酸がたまっていくことで肩が凝っていきます。

そんな肩こりを解消するには、固くなった筋肉と神経をゆるめて、緊張が続く心を解放してあげることが効果的です。

お薦めの音楽は、ロマンティックで深みのあるショパンの『舟歌嬰へ長調』。ピアノの詩人、ショパンならではの優美で叙情的で物語性のあるこの曲に、じっくりと心を預けてみましょう。

音楽にあわせて頭から首、肩から腕と、ゆっくりと回したり伸ばしたりするとさらに効果的です。

【デスクワークにつきものの手や腕のしびれ】

頸肩腕症候群《けいけんわん》なんて聞くと、何か深刻な病気？　と思うかもしれませんが、こちらも重いものをずっと持ち続けたり、長時間のデスクワークや書き仕事をしたり、特にパソコンでのデスクワークをする人で、手や腕にしびれや痛みを感じたことがあるという人は多いと思います。

これは長い時間、腕を前に出した前傾姿勢を続けることで、頸椎《けいつい》から腕へと伸びる神経や血管が圧迫されることで起こります。

こういう作業をする人は、こまめに休憩をしてストレッチをするのがいちばんなのですが、ついつい仕事に没頭して気がつけばそうなっていたというパターン、そんな人も少なくはないでしょう。

この症状には知性をつかさどる新脳に作用する音楽を聴きましょう。痛みを和らげるエンドルフィンが分泌されることで「快」の感覚をもたらすドーパミン活性効果が期待できるからです。

お薦めの音楽はラフマニノフの『パガニーニの主題による狂詩曲第18変奏』です。詩的で繊細なピアノの独奏からクライマックスの荘厳なオーケストラへと展開していくこの曲は、聴いていてまさに引き込まれていきます。「快」の感覚をしっかり引き出してくれるはずです。

【立ち上がったときにイタタ！　の腰痛】

日本人の5人に1人が腰痛持ちだといわれています。ただ、ひとくちに腰痛といっても、いきなり腰に痛みが走るぎっくり腰や、痛みだけではなく足腰にしびれが伴う椎間板《ついかんばん》ヘルニア、ほかにも腰椎《ようつい》すべり症や腰椎分離症などがありますが、他の痛み同様急性の腰痛は専門外来できちんと診てもらってください。

ここではそうした受診・治療を経てもなかなか取りきれない腰の筋肉の緊張から起こる**筋筋膜性腰痛**《きんきんまくせいようつう》に効果をもたらすであろう音楽を紹介します。

腰痛持ちの人には体が固く、代謝が滞っていたり、冷えやすかったりする人が多くいます。これらは血流が滞っていたり、消化器系の活動が鈍っていたりすることが考えられます。

そのため、消化器系に働きかける副交感神経を心地よく刺激するような曲が効果的です。そこでお薦めなのがドビュッシーの『アラベスク第1番、第2番』。印象主義音楽の代表格であるドビュッシーの『アラベスク』は、幻想的なピアノが印象的な曲です。まどろむような心地よさの中に、ときどき交感神経にも働きかけるような曲を聴けば自律神経が整えられて腰痛も和らぐでしょう。

また、これは肩こりの人にも共通しますが、腹筋をうまく使えていない人が多いようです。鼻歌でよいので、腹筋、特に下腹を意識して歌ってみる、音を出してみることも有益です。

【うう、こんなときに限っておなかの調子が……腹痛や下痢のときに】

皆さん「**過敏性腸症候群**」ってご存じですか？　よく大事な会議の前や通勤電車

に乗っているときなんかに突然お腹が痛くなってトイレに駆け込む……なんていう経験、皆さんもあるのではないでしょうか。これを「過敏性腸症候群」といいます。下痢型と便秘型があって、両方を交互に繰り返す人もいます。

腸の働きというのは実は緊張とストレスに大きく左右されます。ストレス社会といわれる現代では、この「過敏性腸症候群」の人がとても増えています。原因は副交感神経が優位になることで腸のぜん動運動が活発になり過ぎているからです。それでおなかが突然ゆるくなってしまうというわけです。

そんなときのお薦めの音楽は交感神経を優位にするような音楽です。

1曲の中にメロディーの起伏やリズムの変化があるドラマティックな曲。例えば、ヴェルディの歌劇『アイーダ』の凱旋《がいせん》行進曲。『アイーダ』の中で最も有名な曲です。

サッカーのW杯でも日本代表の応援曲として「オーオー！　オオオ、オッオッオッー」とみんなが歌っていた、勇ましいあの曲です。聴けば否応なしに心が奮い立っていくこの曲ならば、交感神経もたちまち反応してくれることでしょう。

【ああ、もう我慢できない……ズキズキと痛い歯痛】

歯痛といえば、つらい痛みの代名詞みたいなものです。ズキズキと痛くて、これが始まるともう何も手がつけられない。歯痛は歯の内部の歯髄や歯茎が炎症を起こして神経を刺激する痛みです。

歯医者さんにすぐ行くことをお薦めしますが、ときには歯科医院が開いてない夜中、突然痛むことがあるかもしれません。状況によってはそれも救急外来への受診をお薦めしますが、事情により開院の時間まで待たねばならないそんなときお薦めの音楽はショパンの『バラード第1番ト短調』です。

一度聴いたら忘れられなくなるこの曲は、ショパンの中でも大人気曲。美しいメロディーが何度も現れてくるこの曲が脳に覚醒をもたらしてくれます。

当時、この曲を聴いたシューマンに「ショパンの天与の才をまさに表現した曲で、自分が最も好きな曲でもある」と言わしめたほどの名曲です。

【毎月のこととあきらめていた生理痛】

毎月の生理痛。お腹は痛くなるし気分はブルーになるし、なんで毎月こんな思いをしなければならないのだろう。こんなの、なければいいのにと思う人もおられることでしょう。

こちらも痛みには重篤な婦人科系疾患のサインである場合がありますので、医療機関での定期的チェックをお薦めします。その上で音楽をいかに役立てるかご紹介します。

生理痛は子宮が激しく収縮することで起きますが、同じ生理痛でも人によって症状や痛みの程度などは異なります。生理痛の特にひどい人は、生理が始まってからではなく、生理が終わった時点で次の生理に備えて選曲をしましょう。

最初の約10日間は「卵胞期」という好調な時期。意識的にこの「卵胞期」でいろんな曲を聴いて脳と自律神経のバランスを整えておきましょう。

そして次の「排卵期」では気分が高揚するような華やかで楽しい曲を聴きましょ

う。そして体の不調や不安やイライラが募っていく憂鬱《ゆううつ》な「黄体期」には心身ともに落ち着かせる曲を聴きましょう。

お薦めはモーツァルトの『クラリネット五重奏曲イ長調第1楽章』です。5つの楽器が一体となって織りなす、美しい旋律のこの作品は、まるで色鮮やかな花が咲き誇る庭園に招待されたような、夢のようなひとときが味わえるモーツァルト屈指の名曲です。

そんなふうに1カ月かけて音楽で心身のコンディションを整えていけば、憂鬱な生理痛が以前よりも楽になるばかりか、季節や年齢でも不安定となる女性ホルモンとも穏やかに付き合っていける糸口が見つかっていくことと思います。

いかがでしょうか。痛みのつらいところは痛みそのものももちろんですが、1人1人が感じている痛みがいかほどのものであるのか、当人以外、誰も正確に知ることはできないというところ。周りの人にはわかってもらえない孤独や苦しみがあると思います。医療機関を受診してもなかなか解消されない痛みがあるならば、不安もつきまとうことでしょう。

そんなとき、先にも書いたこちらを心の片隅で覚えておいてください。

病気やけが、接触などによって起きる体の痛みも、喪失や傷害、不安などによって起きる心の痛みも、すべて感知しているのは「脳である」ということを。

どのレベルの痛みであっても、それはすべて脳が感じているのです。

脳で感じている痛みは音楽でマスクすることができる。聴覚を通してホルモン活性を高めたり、自律神経を整えたりすることで、痛みの記憶や痛みの悪循環から私達を遠ざけてくれる。痛みという自分以外の人にわかってもらえない果てしない孤独に、音楽はいつもそっと静かに寄り添ってくれるのです。

そういうところも、まさに音楽ならではのものといえるでしょう。

2. 悩んだ心にも音楽を！　健康的に悩みをケアする

どの時代に生きても人間が生きていく上で悩みを切り離すことはできません。脳の発達が際立った高等動物である人間は、さまざまな刺激とストレスを脳で受信しながら日々暮らしています。

人間に負荷をかける強大なストレスは、例えばライオンに襲われる草食動物が感じるような数秒単位のストレスとは異なります。

なかなか解決の糸口を見つけられないまま、数カ月、数年、数十年といった単位でストレスが続くことも決して少なくないのです。

悩みというストレスは、自律神経の乱れやホルモンの不調を招きます。交感神経が圧倒的に優位となり、体はいつも緊張状態を強いられます。

脳内のホルモン不活性はもちろん、副腎からは「ストレスホルモン」と呼ばれる**コルチゾル**が過剰に分泌されてしまいます。

そして、ストレスによって脳の情報処理能力が低下し、それにより気持ちは不安定になり、感情のコントロールが失われたりします。脈拍や心拍も乱れ、汗が突然出たり、涙がこぼれたりすることもあるでしょう。

ストレスがたまると食べ過ぎたり、お酒やタバコの量が増えたりするという人がいます。これは食べることによって一時的に副交感神経が優位になり束の間多幸感に満たされること、お酒やタバコによってドーパミンが分泌されたり、新脳の抑制がとれたりするためです。

けれど、これらはあくまで一過性の効果にすぎず、また依存度の強いものであるため、健康的なストレス解消法とはいえません。

さて、こうした出口をなかなか見つけられない悩みにも音楽は寄り添ってくれます。音楽の美しい音色によって刺激された脳から分泌されるドーパミンやエンドルフィンは、「ストレスホルモン」であるコルチゾルの分泌を確実に低下させます。ゆったりと静かな曲は先にも書いた「自信ホルモン」「幸せホルモン」と呼ばれるセロトニンを増やし、ノルアドレナリンとドーパミンのバランスをとってくれます。

ドーパミン、ノルアドレナリン、セロトニンの3つは「心の3原色」ともいえるホルモンで、バランスが整うことで平常心を取り戻せます。また、自律神経のバラ

3つのバランス、整っていますか？

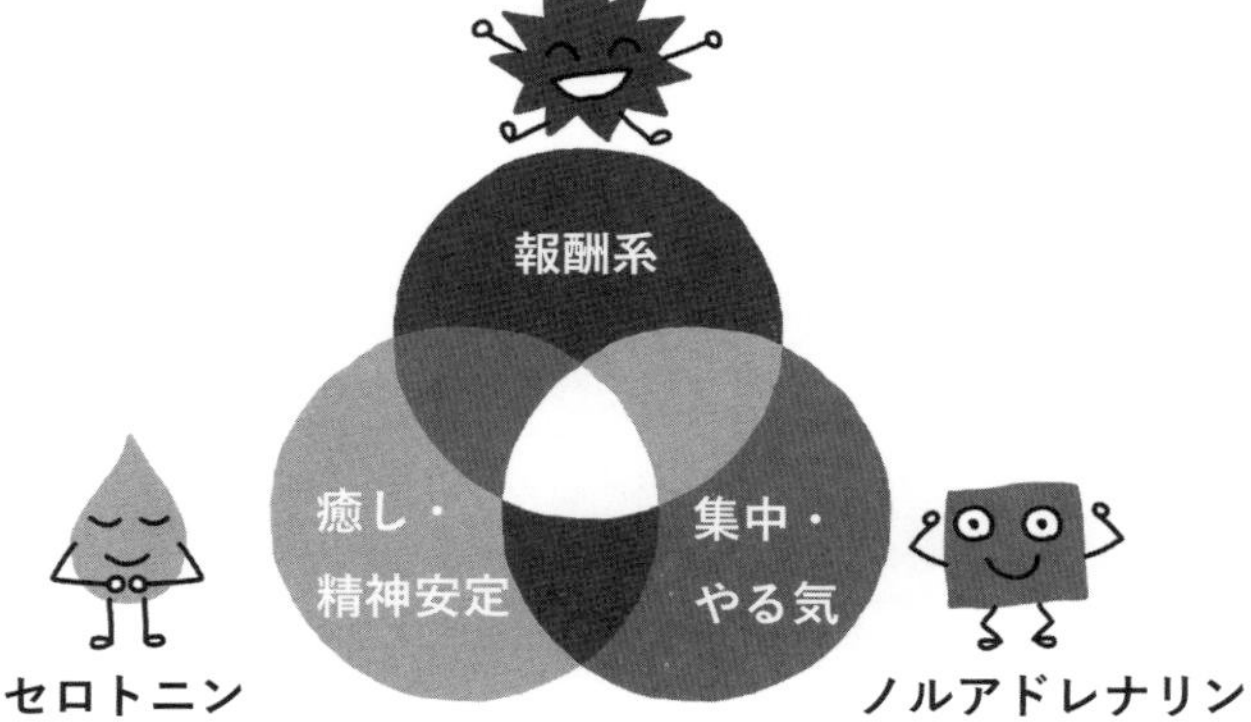

ンスが整うことで心に安定感が生まれ、悩みによる緊張から解放されます。

では、どんな音楽がこうした心の悩みに効果的なのかというと、どんな曲であっても最初は少し暗い曲をあえて選んで聴いてみてください。

というのも、気持ちが落ち込んでいるときに明るい曲を聴いても心がそれをなかなか受け入れてくれません。例えるならば、脳が心にふたをしてしまっているような状態で、感情の動きをコントロールする旧脳の働きが低下しているからです。

そんなときは無理に気持ちを明るくしようなんて思わず、あくまで今の現実に即した、重く沈んだ自分の気持ちをそのまま表すような楽曲に、気持ちを包み隠さずそのまま委ねてみてください。

音楽に同調してもらうこと、寄り添ってもらうことで、少々がんばり過ぎて疲れてしまった自分の心を受け止め、暗い気持ちをそのまま認め受け入れてみましょう。受容がしっかりできた後、そこからは少しずつ明るく晴れやかな曲、華やかで軽やかな曲を徐々に取り入れてください。

暗いトンネルの出口に射す光に向かって1歩ずつ歩いて進んでいくような、そんな音楽の聴き方をしていくことで、いつしか心が少しずつ軽くなっていることを実感できるはずです。

悩んでいるときは、曲を聴く順番にほんの少し気を配るだけで、気持ちの切り替えがしやすくなると思います。

そうしてゆっくりと気持ちの切り替えができてきたら、「幸せホルモン」セロトニンの登場です。生命力があふれるような曲を聴いて、セロトニンを呼び覚ましましょう。

また長い間悩んでいればその時間の分だけ「快」の体験からも遠ざかっているはずです。エンドルフィンを刺激するようなスケールの大きい楽曲が良いでしょう。

クラシック音楽からはホルストの組曲『惑星』やベートーヴェンの『交響曲第7番イ長調第3楽章』などをお薦めしたいと思います。スケールの大きい楽曲の世界に身を委ねているうちに、いつしか力がみなぎって、前を向いていく気になれると思います。

私自身のことでいえば、不安にかられたり、自分に自信を失ってしまいそうになったりするとき、大好きなのに避けてしまうのがリヒャルト・ワーグナーの楽曲です。ワーグナーの音楽は男としての自信に満ちあふれ、それをさらに後押しするような曲ばかりですからね。

逆にいうと、私にとってワーグナーを聴きたいと思うとき、聴くことで感動できるときは、自分に確信を持てるときや気力、充実感にあふれるときです。

音楽というのはこうして心の状態を測る目安にもなるわけですから、面白いですよね。ワーグナーには「ワグネリアン」と呼ばれる熱狂的なファンが世界各地にいることでも知られています。

ヒトラーがワーグナーを好んだのは有名な話で、それ故世界各国にいるワグネリアンが複雑な気持ちになった経緯も各所で書かれていますが、日本ではさまざまな場面でこのワーグナーの曲が意外と使われています。

また、以前唐沢寿明さんが主演したＴＶドラマ「白い巨塔」では、彼演じる財前五郎がワーグナーをよく口ずさんでいました。彼にあの曲を当てはめたディレクターさんはすごいな、と思ったことを覚えています。彼の性格とぴったりはまっていました。

そして、私自身がワーグナーの作品の中で最も好きなのも、この財前教授が口ずさんでいた曲を含むオペラ『タンホイザー』です。

『タンホイザー』は１８４５年にドレスデンのゼンパーオペラで初演が行われまし

た。そのときにはワーグナー自らがタクトを振ったのだそうです。

『タンホイザー』の中には、私が好きでたまらない旋律が2つあります。1つが、その「タンホイザー序曲」。もう1曲は第2幕で流れます。2幕でタンホイザーは吟遊詩人たちの集まる歌合戦に参加することになるのですが、この歌合戦が始まるときの入場の曲が本当に素晴らしいのです。

私はいつもこの歌の合唱のフレーズが入ると、感動して反射的に鳥肌が立ち、そして涙が出そうになるのです。

ちなみに、ドライブ中に聴く音楽で最も危険な曲は、ワーグナーの『ワルキューレの騎行』であるという調査結果が、イギリスかどこかの調査期間で出されたことがあります。確かあのような速いビートの曲を大音量で聴くと、ドライバーの危険回避の動作が約20％遅れるとか。耳に慣れ親しんだ曲も多いワーグナー。良かったら一度お聴きになってみてください。

3. 音楽を味方につけて、ストレス社会に負けずに生きていく

現代はストレス社会ということを聞かれると思います。２０２０年以降はコロナ禍もありましたので、より一層のストレスが目に見えるようになりました。けれど、そもそもストレスって何でしょうか。

もともとはストレスという言葉は工学や物理学の分野で使われていた言葉であるといわれています。物体に力が加わったときに生じる「ひずみ」のことをストレスと呼んでいました。

例えば、物理学の実験などで「この物体Aにストレスを加えると……」といった形で使われていた言葉だったのが、医学や心理学の分野でも使われるようになったのです。

医学や心理学の分野においてストレスは大きなテーマですし、今では誰もが知っている言葉になりました。ストレスという言葉が持つ意味を共有できるようになったのです。

一方、ストレスはすべてが悪いというものでもないのです。ストレスには良いストレスと悪いストレスとがあります。

良いストレスは短期的なものであったり、前に進むために体の負荷となったりするもので、未来へのバネになるものです。

工学や物理学では無論そうですが、日常会話の中で使われるようになったこのストレスも、負荷であると同時にバネにもなり得ます。

例えば、あなたが何か新しいことにチャレンジしようとしているとき、あるいは飛躍する前段階にいるときに、実はストレスが良い意味で心のバネになったり、きっかけになったりすることがあるのです。

現状を変えることに対する気後れや諦め、未知の世界へ飛び込んでいくことの不安、失敗したらどうしようという恐れ、自分にできるのだろうかという自信のゆらぎ等々。

けれど、そうしたストレスをバネやきっかけに変えて乗り越えてやろうと思うことで、やる気や、やりがいというエネルギーを生み出してくれる。アスリートが記録を伸ばしていくためにも、受験生が受験勉強をやり抜くのにも、転職や起業、転居、人生の方向転換や経済的な問題、健康面の問題、家族・知人間の問題でも、解決解消後振り返ったときに、こうした短期的なストレスがバネとなり、刺激となっていたことも多いのです。

それでは、逆に悪いストレスとは何かというと長期的なストレスです。

例えば、職場で無理して何かを我慢し続けているとか、自分に向いていないことを「頑張らなければいけない」と、逆に自分を追い込んで無理に続けているとか、そうしたことが長期的なストレスとなって、やがて心や体に悪い影響を与えてしまうようなものです。

また、特にいけないのが人間関係の理不尽なストレスです。どうしても納得のできない理不尽なことを、体や心が悲鳴を上げているのに我慢し続けることです。

長期的な悪いストレスを受け続け、心の悲鳴を抑え込んでしまうと、代わりに体のあちこちにそのサインが現れてくるようになります。落ち込み、疲労感、不眠、めまい、倦怠感、肩こり、頭痛、耳鳴り、動悸や息切れ、胃痛、食欲低下、下痢などさまざまな症状を引き起こして、さらにはうつ病のような心の病を発症して……といったように体と心を深くむしばんでいくのです。

そこでストレス社会に負けずに生きていくために、味方につけたいのが音楽です。ストレスが自律神経を乱して体を緊張しっぱなしの交感神経優位な状態にしてしまう。悩みに効く音楽でも紹介しましたが、いわゆる「心の3原色」であるドーパミン、ノルアドレナリン、セロトニンのバランスを音楽で整えることで、いつのまにかため込んでしまっていたストレスを解消することは可能です。

ここでクラシック音楽からご紹介したいぴったりな楽曲がカミーユ・サン＝サーンスの『白鳥』です。実は以前、私はこのサン＝サーンスの『白鳥』を30人に聴かせる実験をしたことがあるのです。

心拍の揺らぎを測定することで、交感神経と副交感神経の緊張度を測る実験だったのですが、聴いた後にほとんどの人がリラックスした状態になったという結果が出ました。

音楽で自律神経が安定化することが、この実験でも見事に実証されたというわけです。サン＝サーンスの『白鳥』はとりわけリラックス効果の高い曲で、人間の声に近く深く心地いいチェロの音色と、人間の心拍スピードよりやや速いテンポの単調なピアノ伴奏が、聴いている人の気持ちを安定化させてくれるのです。頭の中で反芻《はんすう》しやすい旋律もリラックス効果が高く、さらに、時折入ってくる高音がドーパミンの分泌を促して心地よい状態にしてくれます。

4．真面目な人ほどジャズを聴こう

ここまでクラシック音楽の話が続きましたので、少し趣を変えてジャズの話をしましょう。

真面目で正義感強く、いわゆる「いい人」に限って早く死んでしまう……なんていうことを聞いたことがありませんか？　これは脳とホルモンの関係を考えると、ある部分で納得がいくように思います。

日頃から自我や感情を抑え、本能的な欲望からできるだけ目をそらせ、高等動物である人間らしく、社会的で実直な生活を営んでいる人は、医学的にいうと、ひときわ発達した新脳でもって旧脳を四方八方から常にがっちり抑え込んでいる状態といえます。

その理性的かつ人道的な生き様と、強靭《きょうじん》という言葉がぴったりな並々ならぬ意志の力は賞賛と尊敬に値するものであることと思いますが、常識と理性によって必要以上に抑え込まれた旧脳は委縮し、ときに自由を求めて内なる声を張り上げています。

ここで、「新脳」と「旧脳」についてもう一度お話ししておきましょう。

人間の脳は大まかに言うと「新脳」と「旧脳」とに分かれます。新脳は大脳新皮質という部分で思考力や言語能力など、人間的活動を支える中枢となります。

それに対して旧脳は、情動（感情の動き）の脳である大脳辺縁系と、食欲や性欲などをつかさどる視床下部、循環、呼吸、消化などの自律的機能を持った脳幹とに分かれます。

旧脳では人間の基本的欲求を限りなく追求していきます。本能がそのまま原始的に満たされることを旧脳は求めます。求め、それが達成されたときに旧脳は満たされ、安定します。

代わって新脳では、本能が満たされることを前提にその上の「快楽」を求めます。例えば、眠い、寝たいというのは旧脳の欲求ですが、静かな場所で眠りたい、ふかふかの布団の上でゆっくりと手足を伸ばして眠りたい、というのは新脳の欲求です。

お腹が空いた、何でもよいから空腹を満たすために何か食べたい、というのは同じように旧脳の欲求であり、せっかく食べるならおいしいものを好きな人と一緒に、素敵なレストランで食べたい、というのは新脳の欲求です。

性欲を今すぐに満たしたいというのは同様に旧脳の欲求ですが、ロマンティックな雰囲気の中で、お互いをわかり合える、いたわりあえる人と交わりたい、というのは新脳の欲求です。

別の方向からこれらを考えていくと、眠い、とにかく今すぐ眠りたいという旧脳の欲求に対し、確かに眠い、せっかく眠るならふかふかの布団で眠りたい、でも、いやいや今は寝ている場合ではない、もう少し頑張らなければ、それに寝るなら歯も磨かないと……というのも新脳の立派な働きです。

旧脳を抑えつけるばかりか、新脳の中で対話があり、論理的な思考を組み立てながら過去の経験に照らし合わせ、ＴＰＯに応じて人間的な抑制を利かせるわけです。

動物の中でも際立って大きい脳、特にこの新脳を持ち、その新脳が満たされることを求めることによって人類と文明社会の進化はあり、またそれにより人間の寿命は動物の中で飛躍的に伸びたといっても過言ではないと私は思います。

その一方で、新脳の進化により、理性と倫理の中でヒトの原始的な欲求は必要以上に封じ込まれてしまうことが度々あるのでしょう。

特に先進国や知的階級において新脳による抑制は必要不可欠です。自分が一体どうしたいのか、何が好きで誰と一緒にいると心休まるのか。自分の本能はどこにベクトルが置かれているのか。こうしたことを見失ってしまっている人ほど、旧脳の活性化が求められています。

この旧脳を活性化させる音楽として、ジャズを挙げたいと思います。

人間の生理的欲求や情感＝感情をつかさどる旧脳（原始脳）で注目すべき神経伝達物質はセロトニンであることを以前にお話ししているかと思います。

旧脳は「原始的に」、そして「感情的に」音楽を認識します。大地が揺れるような打楽器や、声楽などが多用されたリズムを肌で感じるような音楽、また舞踊が伴う音楽を旧脳は好みます。

そういった意味では、アフリカやインドネシアなど、さまざまな地域に古くから伝わる民族舞踊、タンゴ、サルサ、フラメンコ、カリプソ……といったものも含めた音楽には、この旧脳を刺激するリズムがあるものとして注目してよいかと思います。

いずれも聴いているだけリズムに合わせて体を動かしたくなる音楽ばかりですが、同じようにリズムが際立った音楽の1つとしてジャズを挙げることに異論を唱える人はいないと思います。

アメリカ・ニューオリンズを発祥の地とし、西洋音楽とアフリカ音楽の組み合わせにより発展した音楽であるジャズは、3連符を基本とするリズムで成り立っています。

この固有のリズムは「スウィング」と呼ばれ、元は宗教的な讃美歌やヨーロッパの軍隊音楽にもルーツを持つといわれます。打楽器と弦楽器どちらの特性も持つピアノと、木管楽器と金管楽器の橋渡し役であるサクソフォンがジャズでは重要な役割を果たし、それは医学的に見ても非常に興味深いことです。

私自身、仕事が終わり、ホッと一息つきたいとき、頭を空っぽにして好きなお酒を少したしなみながら、リラックスしたいときにジャズの力を借ります。

好きな楽曲はたくさんありますが、例えば偉大なるジャズピアニスト、マッコイ・タイナーによる『サテン・ドール』などはいつ聴いても心躍りますね。マッコイ・タイナーがストラヴィンスキーのオーケストレーションを好きだと語っているインタビューを過去に読んだことがあり、軽い衝撃を受けたことがあります。

しかしそれも一瞬のことで、よく彼のピアノを聴けばすぐに納得できることだと思い直しました。ストラヴィンスキーには私も思い入れがあり、他の作曲家に比べて彼の才能を理解するまでに、かなり年月を要したことでも記憶に深く残っています。

タイナーのピアノは耳に心地よく、軽やかにも聴こえるピアノ演奏が特徴ですが、実際にはそう聴こえるようタイナーによって隅々まで深慮されたものであり、彼の強い力と集中力が光る卓越した技術によるものです。

ぜひこの1曲で、音楽は聴くことよりもまず感じるものであることを思い出してください。

もう1曲は、ビル・エヴァンスによる『いつか王子様が』です。ドビュッシーやラヴェルに影響を受けたという印象主義的な美しい和音は、いつ聴いても心が溶けていくようで、優美かつ繊細です。

ご存じの通り、ウォルト・ディズニーによるアニメーション映画「白雪姫」の挿入歌です。曲の描き出す情景は完全に夢の世界ですが、超現実を生きる「新脳派」には非現実に心を寄せる時間も必要なのです。エヴァンスのピアノはどこまでも美しくわれわれの心を夢の世界へと誘ってくれます。

真面目に頑張るというのはもちろん尊敬に値することですが、度が過ぎると心が悲鳴をあげますから、「スウィング」という独特なリズムでもって旧脳を喜ばせてくれるジャズを聴いてたまには息抜きしてみてください。お酒にもぴったりですから、一日の終わりにジャズを聴くなんていう習慣も良いかもしれません。

5. 音楽はアンチエイジングの妙薬

昨今医師は、痛みや悩みを解消解決するだけでなく、いつまでも若々しく現役でありたい、という患者さんの相談にも対応することが求められています。

科学が発展したことにより、男女共に共通するこの願いをかなえる方法にはさまざまなものがありますが、音楽もまた、アンチエイジング（最近はスローエイジング、アクティブエイジングなどという言葉も使われますが、ここではあえてアンチエイジングで統一します）の妙薬としてぜひ活用していただきたいと思います。

音楽を効果的に日々の生活に取り入れ、気軽に聴く習慣を持つことは、加齢によるホルモン分泌の低下や自律神経の恒常的な乱れの解消に役立ち、心と体の若さと健康をサポートします。

老化や加齢によって体内に起きる現象で現在までに明らかになっていることを医学的にわかりやすく解説すると、主に次の5つを挙げることができます。

①ホルモン分泌の減少、それによる代謝の衰え、脳を始めとした各種機能低下
②活性化酸素による体の酸化
③体のタンパク質の糖化
④細胞内液の脱水
⑤自律神経の恒常的な乱れ

遺伝的な要素に起因するものもありますが、この中で②～④については日常生活における食生活や運動を含む生活習慣を見直したり、ストレスファクターをできるだけ遠ざけたりする生活を再考することで状態が改善します。

また、われわれ医師及び専門の医療機関を頼ることで受けられる検査、治療、施術、投薬といった対応策もあります。

人間にとって最大の臓器である皮膚において、こうした衰えやエイジングのサインは見た目に顕著である分、努力や治療がわかりやすい結果に結びつくものでもあることでしょう。

見た目のアンチエイジングという意味では、姿勢や服装、ヘアスタイル、基礎化粧品、メイクアップといったものを工夫することでもだいぶ変わってくることと思います。

こうした前提を踏まえた上で、老化をこれ以上進行させず、むしろ今よりも若返るために音楽の力を借りることは、先に挙げた加齢に伴う**①ホルモン分泌の減少**と**⑤自律神経の恒常的な乱れ**に対し有効です。

医学的に美肌とアンチエイジングに直接関連する主なホルモンを考えてみると、例えば、**ヒト成長ホルモン**（HGH：Human Growth Hormone）や**DHEA**、男性にとっては**テストステロン**、**アンドロステロン**を始めとした男性ホルモン、女性にとっては**エストロゲン**、**プロゲステロン**を始めとした女性ホルモンなどがあります。

これらにプラスして代謝をつかさどる甲状腺ホルモンや、またこのシリーズでもお話ししてきた「幸せホルモン」「自信ホルモン」と呼ばれるセロトニン、記憶に関わるアセチルコリンや「脳内麻薬」とも呼ばれるβ《ベータ》－エンドルフィンといったものもあげることができるでしょう。

いずれも加齢とともに活性が下がり、皮膚はもちろん、日々のモチベーションや好奇心、記憶力、運動能力といったものにも影響を与えるホルモンです。

音楽を意識的に聴くことでかなうホルモンへの働きかけとしては、活性の度合いを若かりし頃のピーク時まで回復させることは難しくても、定期的に聴き続けることで、ある一定の活性化を望むことができるということを挙げられます。

また、ホルモンの活性はストレスがかかることでブロックされてしまうことも多々あるため、ストレスを軽くするために音楽を採用することでもホルモン活性は正常な機能を取り戻す方向にまたかじを切ることができます。

つまり音楽にはアンチエイジングに対し直接的な働きかけ、間接的な働きかけ、どちらも期待することができるのです。適度な運動や食生活他生活習慣の改善と同じように、とても健康的で自然な若返り方法として音楽は大変有効であると思います。

有効な音楽は、ホルモン活性がテーマである以上、痛みを感じたときに聴く音楽と変わりません。第1歩から第4歩までそのまま進んでください。その上での第5歩。では、ここで再びクラシック音楽に戻って考えてみましょう。

アンチエイジングのために、どんなクラシック音楽が効果的なのか？

ここで断然お薦めしたいのがヴォルフガング・アマデウス・モーツァルトです。いうまでもなく、ハイドン、ベートーヴェンと並ぶウィーン古典派3大巨匠の1人。彼こそはアンチエイジングにおける最も優れた名医だといいたいですね。

ロココ様式と呼ばれる装飾音が多くて軽快で優美な曲、長調を主とした、明るくて華やかで転調も鮮やかな曲を特徴とするモーツァルトの楽曲は、新脳によい刺激を送る要素に事欠きません。

1曲の楽曲の中に比類ないアイディアがぎっしりと詰め込まれていて、実に「快」に満ちあふれています。

知覚、言語、随意運動、思考、推理、記憶など脳の高次機能をつかさどる新脳は、音に関しても複雑で知的、幅広い周波数のある豊かで重厚感あるメロディーとハーモニーを大いに好むので、まさにモーツァルトの音楽がぴったりだといえましょう。

そんなモーツァルトからアンチエイジングに効くこの1曲、という視点で選ぶとするならば、まず私は名匠ヘルベルト・フォン・カラヤン指揮、ウィーン・フィルハーモニー管弦楽団演奏による歌劇『フィガロの結婚』序曲を挙げたいと思います。

いわずと知れたモーツァルト3大オペラの1つを代表する楽曲ですが、冒頭から目が一気に覚めるようなこの楽曲で、頭のモードが早速切り替わることと思います。ドラマティックな脳への刺激が次々に起こるのをぜひ感じてみてください。

次にサー・ゲオルグ・ショルティ指揮による歌劇『魔笛』序曲。

モーツァルトが生涯の最後に完成させた有名なオペラですが、ショルティによってその機動力が最大限に引き出されたオーケストラによる魔笛は、いつ聴いても鳥肌が立ちます。

そして、最後にモーツァルト晩年の傑作。

妻コンスタンツェの療養を世話した合唱指揮者アントン・シュトルのために作曲した『アヴェ・ヴェルム・コルプス』。ラファエル・クーベリック指揮、レーゲンスブルク大聖堂聖歌隊、バイエルン放送交響楽団によるものです。

ここまでの曲とは一転し、静謐《せいひつ》で厳かな1曲は、高揚した新脳に静寂を与え、それを脳がじっくりと整理していく。そうした刺激がまたアンチエイジングにいいのです。

また、クラシック以外ではここでもジャズはアンチエイジングにぴったりなジャンルといえるでしょう。こちらはモーツァルトとは一転、セロトニンが深く関わる旧脳を刺激していきます。

音の中で旧脳がとりわけ好むのはリズムです。心地よいリズムによる刺激が日頃からさまざまなストレス、プレッシャーによって抑え込まれた旧脳を解放してくれて、ホルモン活性を高めます。

思考力や記憶力、運動能力などにかつての若い頃のような要領や勢いを感じられない。やる気が出なくて前向きな気持ちになれない。新しいことに挑戦するのがもはやおっくうで、未知に対する意欲を持てない……などなど、こうしたことは誰にでも起こりうる老化のサインです。

そんな小さなサインをついついやり過ごすことで老化はより一層加速していきます。脳や骨、筋肉はもちろん、皮膚は緩み、しぼみ、髪や爪からは潤いが抜け、瞳に力を宿すことができず、背中からはオーラが少しずつ失われていく……。

前向きな気持ちや好奇心、それらは脳を刺激して、ホルモンに働きかけます。アンチエイジングというのは、いわば自分が死ぬその日まで意志の力で続ける長い長いマラソンのようなものです。

音楽を聴いた後に、ちょっと体を動かしてみようか、最近会っていない友人に連絡してみよう、久しぶりに遠出してみるのもいいかもしれない、家の掃除をしてみようか……と、そんなふうに腰を上げて体や心を動かしてみてください。

歳をとればとるほどそんな小さなことがアンチエイジングにとって大切になってきます。毎日の小さくささやかな「前を向く気持ち」がいつしか大きな貯金となっていくはずですから。

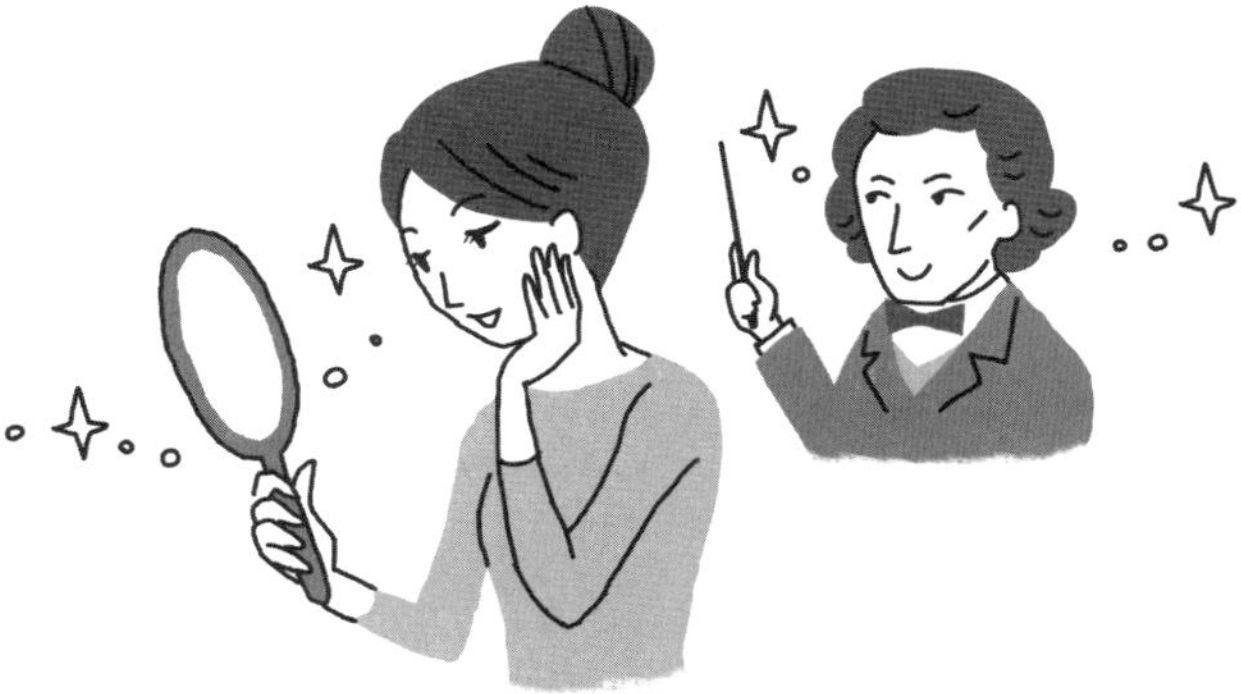

6. 美肌にはショパンの調べを

音楽にはアンチエイジング効果がある。ここで1つ、それを証明する驚くべきエピソードを紹介しましょう。

以前、私はフレデリック・フランソワ・ショパンの名曲・名演を集めて「美肌」をテーマとしたCDを監修したことがあるのですが、その選曲後にこんな実験をしてみました。

10名の女性にそのショパンのCDを渡して「このCDのうち好きな曲を繰り返し聴く」、もしくは「流して1枚のCDをすべて聴く」ということを1日1時間以上してくださいとお願いをしました。

そして、特にここが大切なのですが、そのときに「以前にした恋愛の楽しい思い出をショパンの曲に合わせて思い出しながら聴いてみてください。片思いでも構いません。好きだったスターのことを思い浮かべるのでも構いません」

という特別なルールを設けたのです。そんなふうにして彼女たちに私が監修したショパンのCDを10日間聴いてもらい、10日目に肌年齢の測定を行うという実験をしてみたのです。

さて、どんな結果が出たかというと、これには私自身でさえも驚いてしまいました。なんとわずか10日間で約10歳もの若返り効果が認められたのですから。肌のハリや水分量、油分量などを測定することで肌年齢を割り出す専用の機器を使っての実験だったのですが、10名の女性の実年齢は平均42・6歳で、CDを聴く前に測定した平均肌年齢は40・8歳でした。実年齢よりはちょっと若いぐらいだったのですが、10日間の実験後には、なんと肌年齢が平均30・9歳と、実に約10歳も肌年齢が若くなっていました。

これは女性ホルモンである**エストロゲン**が上昇したことで肌のハリと水分量が上昇し、男性ホルモンであるアンドロステロンが減少することで油分が適度に低下したことが、肌年齢を大きく下げたことにつながったのだと思います。

ホルモンと心の関係もこの実験結果に見事なほどに現れましたね。私のもくろみ通りに「若い頃の恋愛の楽しい思い出を思い出しながらロマンティックなショパンの調べを聴く」ということが女性ホルモンの上昇に一役買ったのだと思いますが、それにしても10日で10歳も若返るなんてすごいことだと思いませんか？


ところが、面白いことに男性ではこうはいきません。

よく男性は理屈脳、女性は感情脳みたいに男性の脳と女性の脳は違うということがいわれますが、この場合もそういうところが関係していて、やはり男性の場合は「若い頃の恋愛の楽しい思い出を思い出しながらロマンティックなショパンの調べを聴く」なんてことができない。女性のように思い出に心からひたることがなかなかできないのですね。

ですから男性の場合は、女性のような如実な効果が出ないというわけです。男性と女性の性差別をなくそうという社会の流れを私自身は支持しますが、一方で性差によってこうした脳やホルモンの観点で違いがあることも確かですので、興味深いですよね。


ちなみに、日本人の女性の肌といえば欧米人から見たときはもちろん、同じ黄色人種の中で見ても、そのキメの細やかさや弾力は非常に優れたものであると、かつてはいわれたものでした。ところがその美しい日本人女性の肌がこの現代社会でピンチを迎えているのをご存じでしょうか。

かつての日本では、米と野菜を中心とした食生活や、恵まれた水質を生かした入浴習慣、「色白は七難隠す」ということわざに代表されるような美意識、木でできた通気のよい住宅環境や、豊かな四季のある一年を通してみたときの気温と湿度のバランス、化粧品へのこだわり……と一体くつもの要素が、日本の女性の美しい肌を支えていました。

ところが、現代ではどうでしょうか。異常気象ともいえるような気温と湿度の急激な変化や、食の西洋化や、食品添加物など食の安全性が問われる食の環境。入浴習慣も徐々に廃れていき、住宅事情もすっかり様変わりしてしまいました。

そしてまた、日本の女性の美しい肌にとって、特に大きな変化と言えるのが女性の社会進出です。もちろん女性が社会で活躍することは素晴らしいことなのですが、男性と同じように、あるいはそれ以上に社会的責任を背負いながら忙しく日々を送る女性が増え、これがますます皮膚を過酷な状況へと追いやっているのです。


自律神経とホルモンの安定は、男性にとっても女性にとっても美肌を手に入れるために絶対必要不可欠なものですが、特に女性の場合、男性社会（残念ながら日本の企業は世界の先進国と比べてそこらへんがとても遅れています）で、男性と同じような重責を担って日々を送るようになると、自律神経が乱れるだけでなく美肌に必要な女性ホルモンの活性が阻害されてしまい、反対に男性ホルモンの分泌が活発になってしまうという事態が起きてしまいます。

つまり、体の中から「男性化」していくというわけです。そういうことがなんとなく思い当たる方がいたら、男性のひげが生えるあたり、いわゆる「Uゾーン」と呼ばれている頬から顎にかけての部分を拡大鏡でじっくりのぞいてみたり、そっと指で触ってみたりしてください。

もしもそのあたりにニキビができていたり、ざらつきがあったり、毛穴が目立っていたり、よどむようなくすみ感があったり、実年齢に比べてたるみ過ぎているような感覚があったらあなたも要注意です。

また、歯を食いしばり過ぎて、以前よりも顔が四角くなったりしていませんか？顎に梅干しのようなしわが寄っていませんか？　口角が下がっていることで、不機嫌な顔に見えたりしていませんか？　そして、そのまま視線を目元に移せば、ほぼ確実にクマが目の周りを色濃く囲んでいたり、しわが増えていたりするはずです。

……これらすべてあなたの「男性化」を物語る兆候だと考えてください。

いつの間にかあなたは「戦士」となって、男性のように日々を戦っていて男性化していた。そんなことになって美肌が台無しになっていたなんていうことにならないように、毎日の暮らしの中に優雅に音楽を聴く時間を取り入れてみてください。

この章の冒頭に紹介した、まさに「音楽の名医」というべきショパンなら、クラシック音楽の入門としても、とっても入っていきやすいと思います。

しっとりと潤いを携えた女性的な曲で彼の作品はあふれています。女性のあらゆるステージにそれぞれ寄り添える楽曲を、彼の作品から確実に見つけることができますから。

7．音楽で不眠がスッキリ。副交感神経に働きかけて「過緊張」から解放し眠りやすい体に

痛みとは別に、現代病である不眠症も「音楽の力」を借りることで解消できます。

ここからはそんな話をしましょう。

不眠で悩む人には、聞けばさまざまな悩みを抱えられている人も少なくありませんが、共通していえることは自律神経のバランスが総じて崩れているということです。

これを立て直すには、食生活を始めとした生活習慣の改善や運動不足の解消に加え、現代の世の中では「『視覚』習慣」の改善といったことも非常に重要となります。

「視覚では、いったん脳で画像が整理されて判断するので、見たくなければ目を閉じることができる」ということを先に書きました。

これは逆にいうと、好き嫌いが反映されることでもあり、つまり見たいもの、どうしても気になるものを人はついつい見てしまう、ということでもあります。

不眠を考えるとき、この視覚について考えることは他の生活習慣と同様、非常に有益です。裸眼に限定せず、眼鏡やコンタクトレンズといった助けも要しながら通常レベルの視覚を有している場合、その人は感覚情報のおよそ80％を視覚情報から得ているといわれています。

五感の中でも視覚から人が得る情報はずば抜けて多く、目が開いている間、人は目に見えるあらゆる情報を脳に取り込み整理を試みます。

本書ではここまでにも自律神経の話を多くしていますが、視覚を自律神経的な側面から考えてみると、まぶたが開いている間、人の自律神経は常に交感神経優位となり「闘争と逃走」モードになっているということがいえます。

その原因が前章でお話ししたスマートフォンやパソコン、タブレット、LEDライトなどです。本来であれば、完全な闇に支配される時刻になってもなかなか寝付けないという人は、恐らく日中自分で意識している以上に視覚＝目を酷使し過ぎており、必要以上の光を捉え過ぎているのでしょう。

それにより交感神経が優位に傾く時間が長過ぎて、「平和と消化」の神経＝副交感神経を優位にすることが容易にできないため、体がいつまでもリラックスできず、眠る態勢を作ることがままならない、という状況にあります。

不眠に悩まれている人は、心的ストレス要因について改善を試みることはもちろん、規則正しい生活習慣、栄養バランスのとれた食生活、日中意識して有酸素運動を取り入れてみる、深い呼吸を心がける、夜はできるだけ胃に負担をかけない軽めの食事を20時くらいまでに済ませる、スマートフォンやパソコン、ＴＶなどの液晶画面から速やかに離れる、お風呂でゆっくりと体を温め、手足や首、肩といった冷えやすい部位、凝りやすい部位をストレッチなどでほぐし伸ばす……といった努力がまず必要です。

これらはすべて副交感神経に優しく働きかけていきますので、コツコツと続けていくうちに自律神経の調整が取れてきます。理想の睡眠を手に入れるためにこうした取り組みへの努力が必要な一方、そうはいっても環境的になかなかこれらすべてを実行するまでに至らない人も多いことと思います。

そんなとき眠れないからといってお酒を飲んだり、睡眠導入剤の力を借りたり、夜中までの動画配信サービスやＤＶＤ視聴、スマートフォンなどで目を駆使する前にできることがあります。

頭が冴えている＝交感神経が優位となって眠れないとき、脳の中で起きている現象としては主にストレスで分泌される「ノルアドレナリン」が増えているということがいえます。

このホルモンは、脳を覚醒させ集中力や判断力を高めますので、適度な放出は日中活動するときに有効です。

しかし、ノルアドレナリンには興奮作用があるため過剰に放出されてしまうとイライラや焦燥が増し、眠るための副交感神経への切り替えを妨げることになります。眠れない夜にはこのノルアドレナリンの活性がなかなか鎮まらないということが起きています。

ここでポイントとなるのが、ここまで何度も出てきている「セロトニン」です。セロトニンには抗ストレス作用があり、ノルアドレナリンをコントロールし、ストレスを和らげ、感情を安定させるなど副交感神経に働きかけます。

また、もう1つポイントとなるホルモンが副交感神経から放出される「アセチルコリン」です。アセチルコリンも心拍を安定させ血圧を下げたり、睡眠の質を良くしたりする効果があります。

睡眠に悩まれている人は、こうしたセロトニンやアセチルコリンの放出を助ける音楽を選択し定期的に聴く習慣を持つことで、交感神経から副交感神経への切り替えをスムーズにできるようになり、それにより安眠への導入が促され、結果として朝の目覚めも快適になることでしょう。

8．偉大な作曲家バッハが「安眠のための曲」をつくっていた

18世紀のドイツ。ドレスデン宮廷駐在のロシア大使だったカイザーリンク伯爵のために、『ゴルトベルク変奏曲』という曲を、かのバッハが作曲しています。ヨハン・セバスティアン・バッハ。バロック音楽を代表する作曲家ですが、この曲は不眠症で悩んでいたカイザーリンクからの依頼で書かれた「安眠のための曲」だったといわれているのです。

これはフォルケルという人が書いたバッハの最初の伝記『バッハ伝』の中のエピソードで語られているのですが、当時、病気がちで不眠症だったカイザーリンクは、

眠れない夜に、同居させていたハープシコード奏者のゴルトベルクに曲を奏でさせていたといいます。

カイザーリンクはゴルトベルクの音楽家としての優れた才能に目をかけていて、バッハから音楽のレッスンを受けさせたりもしていました。そんな縁からカイザーリンクは眠れない夜のために穏やかなクラヴィーア曲を書いて欲しいとバッハに頼み、完成した曲をゴルトベルクに演奏させていた。だからその曲は後に『ゴルトベルク変奏曲』と呼ばれるようになったのであると。

そんなエピソードを持つ『ゴルトベルク変奏曲』なのですが、これがまたバッハの曲の中でも屈指の名曲なのです。

この『ゴルトベルク変奏曲』に魅せられて演奏したピアニストの名演は多々ありますが、例えば、1956年にカナダの人気ピアニストのグレン・グールドがこの曲をピアノで録音したときは、アルバムが発表されるやいなや、なんと当時大人気だったルイ・アームストロングの新譜を抑えて、クラシック音楽としては異例の全米チャート1位に躍り出たほどです。

また、映画「羊たちの沈黙」の名キャラクターのハンニバル・レクター博士。彼は映画の中では猟奇殺人犯でありながらインテリ医師で、クラシックおたくでもあるという役柄でしたが、そんな彼が警察への捜査協力の見返りとして求めたのが『ゴルトベルク変奏曲』のカセットテープでした。

映画の中の架空の人物とはいえ、ここで『ゴルトベルク変奏曲』が出てくるのか、と大変驚きつつも納得してしまいました。

副交感神経に働きかける曲の特徴は、ピアノや弦の伸びやかな音色が美しい、主に長調で穏やかな曲、温かみを感じさせるもの、曲調が安定し、落ち着いているものといってよいかと思います。

『ゴルトベルク変奏曲』の冒頭の「アリア」はまさにそんな穏やかで美しい曲です。そのまま眠りに落ちても良いような環境を整えて、温かいブランケットに包まれながらこの曲を一度聴いてみてください。

眠るために音楽を活用する場合は、ボリュームなどにも気をつけてみてください。

音楽以外の音をできるだけ遮断するのはもちろんですが、音楽そのものの音もボリュームをできるだけ絞って、耳でかろうじて聴き取れるくらいの音、呼吸に近いくらいの音で聴いてみること。そして、目をつぶり、その音に少しずつ体を委ねてみること。すると、気づかぬうちにいつしかうとうとと深い眠りに落ちていることと思います。

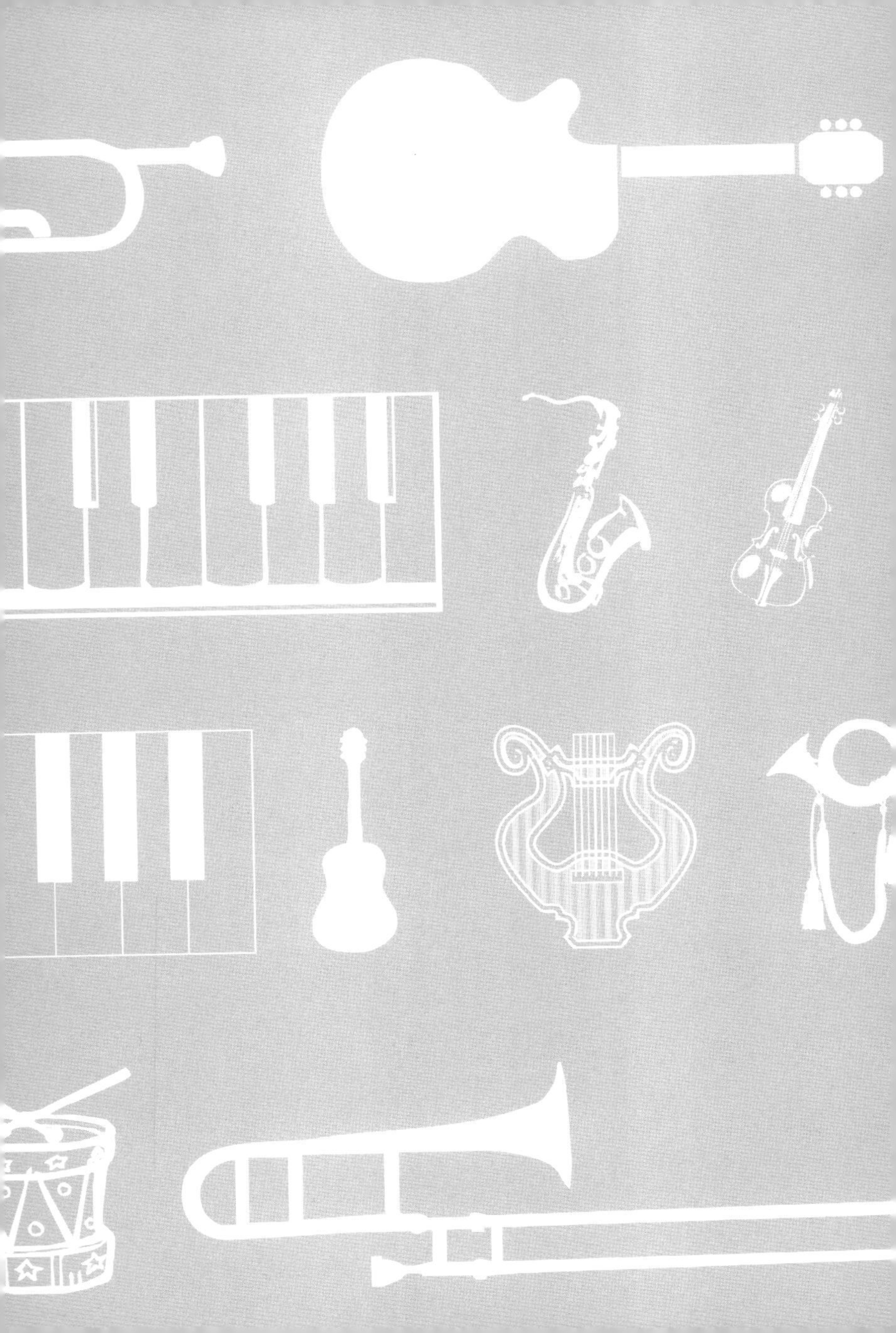

応用編

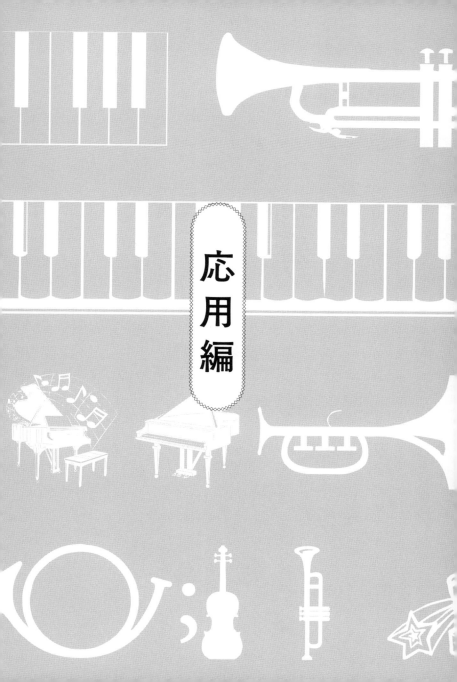

8

もっと音楽の効果を高めるために

1．効果的に聴くことで、より不調がスッキリ
――音楽を聴くときの４つのポイント

さて、ここまではリズム、メロディー、ハーモニーが三位一体となり、いわば「音の集大成」ともいえる音楽が、聴覚を通してヒトの脳に働きかけ、自律神経を整えたり、ホルモンの活性を促進させたりする仕組みをお話ししてきました。

脳はより複雑で難解なものを好むことから、最初は聴きなれなくとも理解が深まるにつれ、その良さがじわじわとわかるもの、数ある音楽ジャンルの中でもクラシック音楽のような周波数が幅広く、1曲を奏でるために必要な時間数も長く、理論構築と構成がしっかりしている音楽を積極的に取り入れることでより効果が増す、というお話もしてきたかと思います。

ここではそうしたクラシックを含めた音楽の楽しみ方、聴き方のポイントを改めてご紹介してまいりましょう。

その1　音楽を記憶してワクワクする

曲を何度も聴き込み、メロディーを記憶することは、脳の活性化につながります。そしてどんな曲にも「サビ」と呼ばれる、1曲の中で一番盛り上がるパート、その曲の世界観を凝縮したパート、オープニングやクライマックスなど、場所に関係なく聴衆に好まれ支持を得ているパートがあるかと思います。

そうした部分を意識して記憶するようにしたり、あるいは単純にその曲の中で自分は一番ここが好きだな、という場所を見つけておいたりしておくことはとても重要です。

こうした場所が1つでも見つかると、脳の中に変化が起こります。曲を聴くときに、そのパートが来るぞ来るぞ、という期待感が生まれ、まさにその部分がくる直前に、ドーパミンが放出されるのです。

期待、そしてワクワク感が脳内快楽ホルモンであるドーパミンの大量放出を助ける、というわけです。ドーパミン放出によって得られる快楽感が、痛みを含めた不快感からの脱却に役立つことでしょう。

その2　曲に浸って全身を委ねる

何かをしながら、または何かを見たり、何かに気を取られたりしている最中BGMとして音楽を聴く……そんな楽しみ方も音楽にはあることでしょう。

しかしながら、もし音楽の力を感じたい、音楽を薬として感じたい、という場合には、できたら音楽だけに集中できる環境を一度整えてみてください。

体をリラックスさせ、視覚を刺激し過ぎない明かりの元、できれば目を閉じて1つの曲をじっくりと聴いてみてください。

この方が脳も曲に集中できます。特に痛みや悩みがあるとき、意識はどうしてもそちらに向かいます。そこで音の響き、メロディーやハーモニーの美しさ、そのストーリーに意識を集中してみてください。

痛みや悩みから少しでも気持ちを切り離すこと、たまっているストレスから少しでも解放される時間をつくること。これが結果として良い効果を生んでくれます。

その3　繰り返し聴いてリピーターになる

音楽を繰り返し聴くことは、その曲への理解を深めてくれるだけでなく、脳の神経回路もより太く頑丈にします。神経回路が頑丈になると、脳がスムーズにその曲を受け止め消化することができ、自律神経やホルモン活性への働きかけも活発になります。

それにより、ホルモンの全体的なバランスが良くなり、心と体をコントロールしている自律神経が整う効果もより期待できます。音楽が持つ、体の中から調子を整える、まさに「**ナチュラルメディスン**」的効果をダイレクトに期待できるようになるのです。

その4　快適な環境で聴く

言うまでもありませんが、環境も大事です。いくら目を閉じ音楽以外の音はできるだけ遮断しても、何か気になる不快な匂いがあったり、お腹が空いていたり、喉がかわいていたり、何か不自然な体勢をとっていたり、ほこりが舞うような部屋で聴くのでは心からリラックスすることはできません。こうしたことも、ぜひ少し気にかけてみてください。

また、寝るときに聴く場合は、いつ眠っても良いように室温を調整したり、照明を落とすか消したりするのがよいでしょう。

そして、音のボリュームもできるだけ絞り、余計なことはできるだけ考えず、音楽だけを感じてみてください。

もしそれがうまくいくようであれば、過去にあった懐かしい記憶や、大好きなものや人を思い浮かべてみたり、あなたにとって幸せのイメージとは何であったかを思い出してみたりしてください。

ささやかでも温かく、つい笑顔になってしまうような記憶を手繰り寄せることも脳がとても喜ぶことの1つです。こうした脳を喜ばせる小さな積み重ねが、少しずつあなたの日常を明るい方向へと導いてくれます。

2. 音楽は肌で聴く！

本書冒頭で少し書きましたが、私たちは音楽を耳以外でも聴いています。

耳以外のどこで聴いているのかというと、それは肌なのですね。肌には「触覚」「圧覚」「温覚」「冷覚」「痛覚」を感じるそれぞれ独立した感覚受容器が無数に点在していて、それらの感覚の複雑な組み合わせで、例えばくすぐったさや気配など、さまざまなものを感じ取っています。

いわば私たちの体は、そんな繊細で敏感なセンサーで覆われているようなものなのです。武道の達人が、気配や殺気を感じて防御するなんていうことを聞いたりしますが、そういう人たちはきっと武道を通じて心身を鍛錬していきながら、肌感覚を研ぎ澄ませているのだと思います。

肌で音楽を聴いているとき、音の振動を肌は感じています。音は**音波**となって空気中を伝わっていって、それを聴覚が捉えています。

ところが、この聴覚がすべての音を捉えることができるかというと限界があるのですね。ヒトにはヒト特有の可聴領域というのがあって、この領域を超えた音は聴覚で捉えることができないのです。

それがいわゆる超音波です。音の高さは周波数で表します。これは音波の波が1秒間に何回繰り返されるかを表していて、例えば、1秒間に10回であれば10Hz《ヘルツ》。この周波数の数値が高ければ高いほどに音は高い音として聴こえるわけですが、2万Hzまでが人間の可聴領域とされています。

ちなみに、超音波を捉えることができるイルカやコウモリなどは、なんと20万Hzの高音まで聴くことができるというのですから、私たちとは大違いですよね。

そんなふうにヒトが耳では聴くことのできない超高周波の音を**ハイパーソニッ**

ク・サウンドといいます。ハイパーソニック・サウンドは自然界にあふれています。熱帯雨林のジャングルなどは、まさにハイパーソニック・サウンドの宝庫。われわれには聴こえなくても、実際にはハイパーソニック・サウンドがシャワーのように降り注いでいるのです。

そして、これはハイパーソニック・エフェクトと呼ばれていますが、ハイパーソニック・サウンドが私たちに癒しや健康増進など、心や体にポジティブに作用することも科学的に解明されています。

ジャングルや森のような自然環境以外で、バリ島の民族音楽ガムランや、その中でも竹琴で奏でるジェゴグ、ブルガリアやグルジアの伝統合唱、琵琶や尺八など邦楽器の音にもハイパーソニック・エフェクトが得られることも確認されています。

いずれも民族楽器音であることが興味深いところです。

森林浴が心地よいのも体で感じているハイパーソニック・エフェクトのおかげなのですね。ヒトがそんなふうにハイパーソニック・サウンドを耳では聴けなくても肌で感じることができるのは、おそらく私たちの遠い祖先が森の中やジャングルの

誰もが肌という高感度センサーをまとっている！

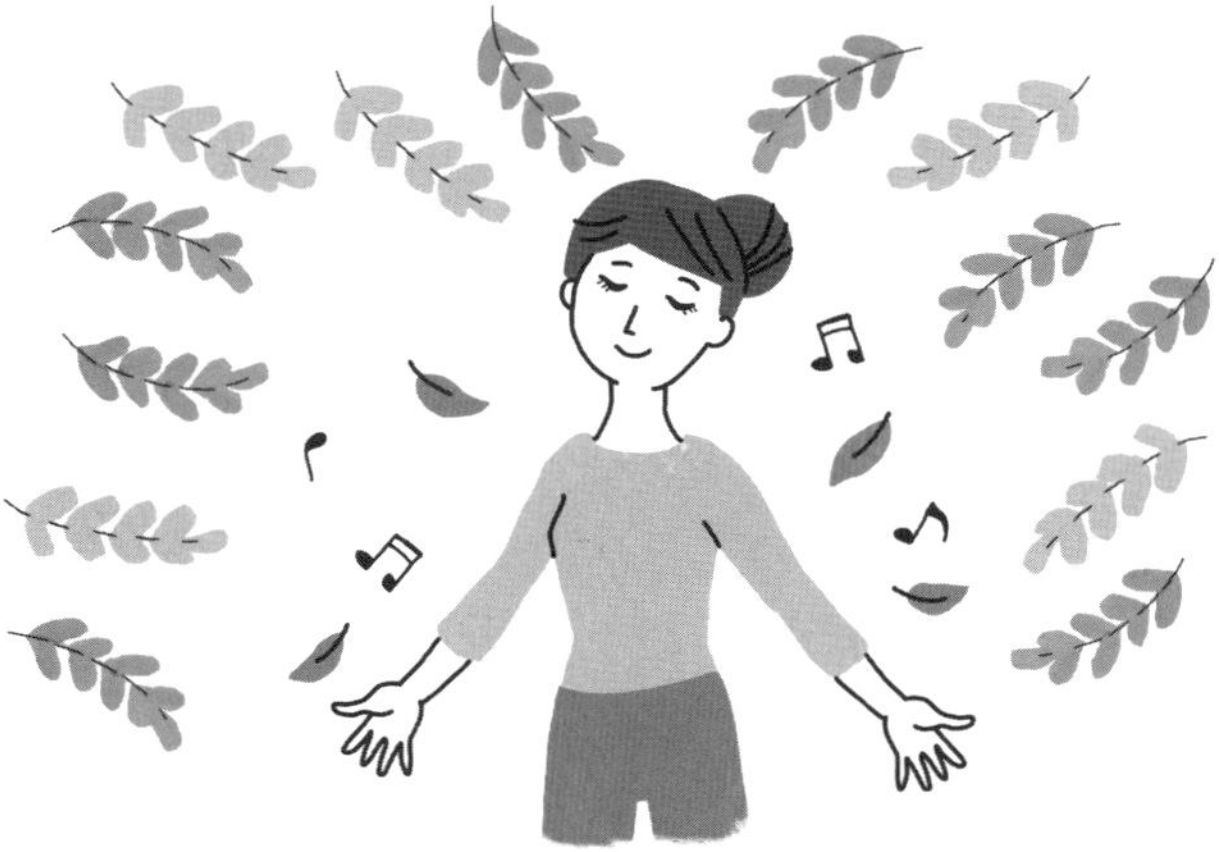

木の上で暮らしていたことの名残なのでしょう。

私のオフィスでも心地よく過ごせるよう、耳では聴こえないハイパーソニック・サウンドを流しているのですが、スイッチを切ると明らかに体でわかります。何かこう空気が変わるような感じがあるのがよくわかるのです。意識はしていなくても肌が常に感じているということが如実にわかります。

肌で聴くことを考えれば、イヤフォンよりもヘッドフォン。ヘッドフォンよりもスピーカー、スピーカーよりも生演奏が優れていることがおわかりになりますよね。

「天使の声」と呼ばれていた音の倍音効果

肌が音楽を聴いている、というお話をさせていただいたところで、CDなどを通すのではなくライブで聴く音楽の効果をお話ししたいと思います。

ライブで聴く楽器演奏では聴覚で捉えられない超高周波の音も奏でています。これを**倍音**というのですが、例えば「ド」の音を奏でたとすると、わずかにその2倍高い音が発生します。そしてその倍音もまた倍音を発生させる。そしてその倍音もまた……といった具合に。そこから可聴領域を超えた音域の音が生まれるわけです。

実際、倍音はとても小さな音ですし、音はすぐに消えてしまうのですが、理論上では無限の倍音のハーモニーが続くというわけで、実は本書の冒頭で触れたピタゴラスが鍛治屋のハンマーの音から発見した音階の法則がまさにそれだったりします。

この倍音、中世の時代には「天使の声」と呼ばれていました。教会で合唱曲を歌っていると、自分たちが歌っている音よりも明らかに高い音が聴こえる。多くの人たちがそれに気づいていましたが、論理的にはその理由がわからなかったので、人々はこれを「天使の声」として神秘的に語っていたのです。

讃美歌などのような神に捧げる音楽を奏でる場所である教会の建築などは、その倍音効果を高めるように造られています。現代の音響のよいコンサートホールなんかはその延長だといえるでしょう。

つまり、生で聴く音楽演奏はそういった可聴領域を超えた音域の音をいっぱい含んでいるのです。ところがCDの録音では20kHz《キロヘルツ》までの音しか入れることができません。それ以外の音はばっさりカットされているのですね。そのため、たとえボリュームを上げたとしても、ライブで聴くリアルな音にはどうしてもかなわないということになってしまいます。

本物の音楽とは、われわれの可聴領域を超えた音域までをも含めた総合体のことなのです。この本でお話ししてきた音楽のさまざまな効能は、もちろんCDで聴く場合でも得られますが、ライブで聴いた方がその何倍も得られることは、もはや言うまでもないでしょう。

イヤフォンよりもヘッドフォン、ヘッドフォンよりもスピーカー、スピーカーよりもライブ、そのライブも、さきほどの教会の建築のように、いいコンサートホールであるほどに倍音効果が増して効果が出ます。

1つ1つの楽器はそれ特有の倍音効果を持っていますので、フルオーケストラのように総勢100名を超える楽器編成で奏でるクラシック音楽の交響曲の域になると、さまざまな可聴領域を超えた音域の音がコンサートホールの中で響き合い、楽譜を超えた複雑なハーモニーを奏でていることになります。

それが聴覚だけでなく私たちの全身を覆う肌でも感じ取り、脳を刺激していくわけですから、その体への作用といったら他の音楽とでは比較にならないほどでしょう。

マーラーが作曲した『交響曲第8番変ホ長調』などはとてつもなくスケールが大きい楽曲です。「千人の交響曲」と呼ばれたこの交響曲は、その名の通り千人を超える大編成のオーケストラと大合唱団で初演されました。

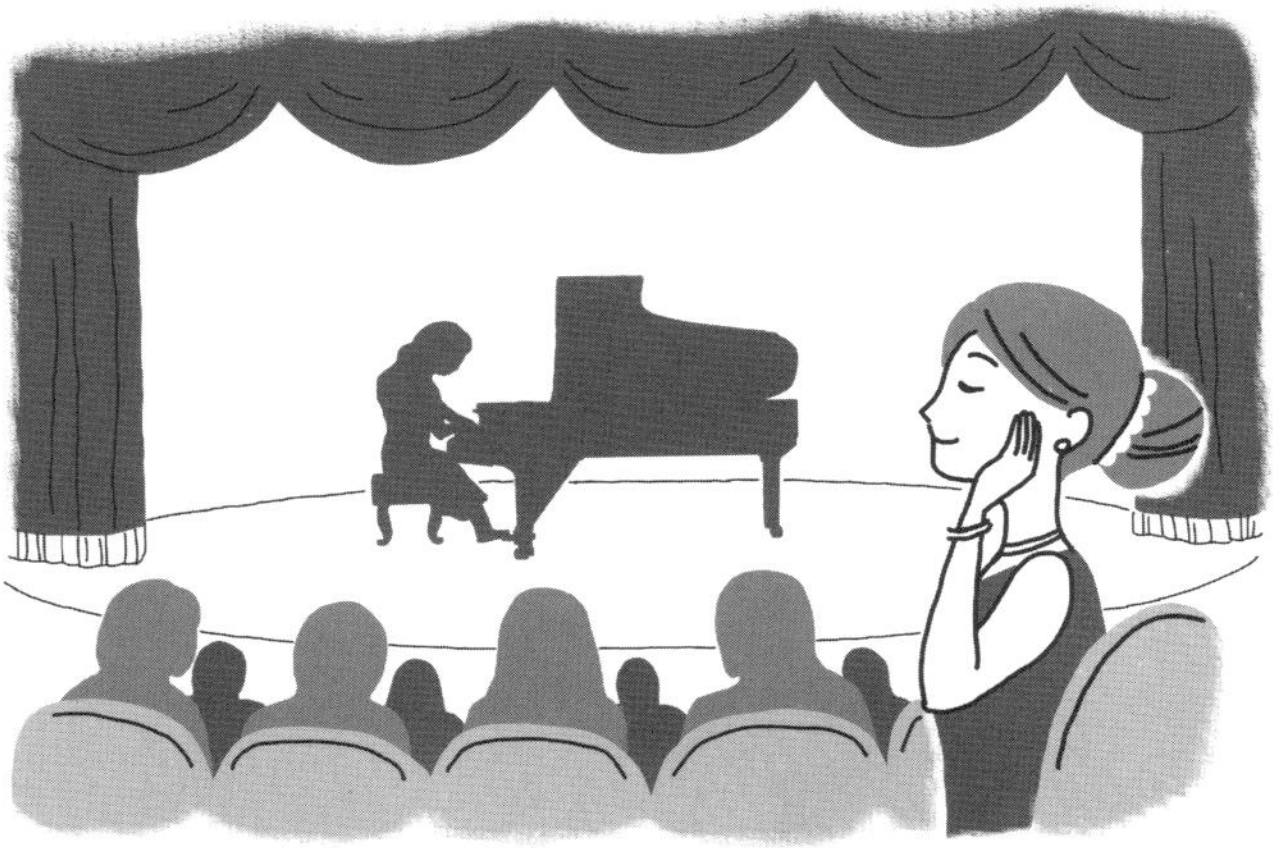

マーラーが指揮者メンゲルベルクに送った書簡では、この「千人の交響曲」のことをこんなふうに書いています。

「宇宙が鳴り響く様子を想像して欲しい。われわれが耳にするのは、もはや人間の声ではなく、惑星や太陽の周回なのだ」

千人が音を奏でるわけですから、当然そこからさまざまな倍音の無数のハーモニーも生まれていく。宇宙が鳴り響くというのもあながち大げさではないかもしれません。

生体リズムと共鳴する1/f（エフぶんのいち）ゆらぎ

自然の森の中は、耳には聴こえないハイパーソニック・サウンドであふれていま す。でも、実は自然の森の中が心地いい理由はそれだけではありません。

正確にいえば、自然の森の中というよりは、自然現象の中に私たちを心地よくす るものがあるのです。

例えば、皆さんはロウソクのゆらめく炎やキャンプファイヤーの火に無言で見入ってしまったなんていう経験はありませんか？

あるいは山間の温泉旅館などで、窓の外から聞こえる川のせせらぎに癒されたなどという経験は誰にでもあることでしょう。

また、エアコンや扇風機の風は苦手だという人はよくいますが、自然のそよ風が苦手だなんていう人は聞いたことがありません。

実は、今挙げたゆらめく炎にも川のせせらぎにも、自然のそよ風の中にも同じものが含まれているのです。

それは**1/fというゆらぎ**です。この1/fゆらぎはその他にも、小鳥のさえずりや波の音、雨の音、滝の音、落ち葉を踏む音、木漏れ日など、自然現象のあらゆるものの中に含まれています。赤ちゃんがお母さんのお腹の中で聞いている胎内音の中なんかにも含まれているのです。

この1/fゆらぎとは何であるかを簡単にいうと、一定のようであって、実はわずかなゆらぎがあることなんですね。

例えば、さっき例に挙げたエアコンや扇風機の風は一定した人工的な風で、そこに1/fゆらぎは含まれていません。ですから、人によってはそれが不快に感じる。でも、そこにわずかなゆらぎが含まれていると、それはそよ風の心地よさになる。

では、それがなぜ心地いいのかというと、この1/fゆらぎと、私たちの生体リズムと共鳴して自律神経が整えられ、また、脳内がアルファ波に満たされた状態になって癒されるのですが、共鳴するということでおわかりのように、すなわちわれわれの生体リズムの中にも1/fゆらぎがあるというわけなのです。

そして、この1/fゆらぎ、実はクラシック音楽にも含まれています。中でも、特にモーツァルトの音楽には1/fゆらぎが含まれているといわれています。

モーツァルトファンならば実に納得できることなのではないでしょうか。

よくモーツァルトの音楽を聴かせて発酵させた日本酒とか、モーツァルトの音楽を乳牛に聴かせたおいしい牛乳だとかありますよね。科学的な検証はまだされていませんが、あれもまたモーツァルトの音楽に含まれた1/fゆらぎ効果だといわれています。

つまり、生で聴くクラシック音楽とは、ハイパーソニックサウンドや1/fゆらぎという、美しい旋律やハーモニーといったわれわれの美的感情に訴えるもの以外のものでも、心を心地よく揺さぶってくれるというわけなのですね。

実際、クラシック音楽の素晴らしい生演奏に出会えたときは、大げさではなく、鳥肌が立つような感動を味わえます。聴覚だけではなく、まさに全身で名演奏を受け止めた瞬間なのでしょう。

そんなふうに感動する音楽に出会えば出会うほどに、五感がますます研ぎ澄まされて「音楽に感動する力」が育っていきます。そして、それが育っていくほどに、この本でお話ししてきた音楽の効能もより効き目があるものになっていきます。名医である音楽がさらなる名医になっていくのです。

♩音楽への「感動力」を育てよう！

音楽の「耳では聴こえない音」を肌で捉えているということを、おわかりいただけたでしょうか。そして、そんな肌で捉える音が、また聴覚以上に私たちの体にさまざまに作用する。とりわけ複雑な倍音のハーモニーや1/fゆらぎを含むクラシック音楽をコンサートホールで、ライブで聴くということ。それこそが、これまでお話ししてきた音楽の効能を最大限に享受できるということが少しでもお伝えできていたらうれしく思います。

ここでは、もう1つ、自然の音に耳を澄ませ、さまざまな自然の中の音から1つだけの音を選んで、耳で拾って聴いてみることをお薦めしたいと思います。

小鳥のさえずりでも、セミの鳴き声でも、川のせせらぎでも自然の音なら何でも構いません。1つの音だけを拾い、それに集中して耳を澄ませてみてください。

このトレーニングを続けていると、音に対する集中力が養われていきます。

そして、そんな集中力を身につけることで、音楽にすぐに没頭できるようになるのです。音楽により深くのめり込んでいくことによって五感は研ぎ澄まされます。いろんな音が聴き分けられるようになって「音楽に感動する力」も育っていきます。

自然の中にいること自体癒しにつながるので、できれば自然の中の音を聴くことをお薦めしますが、街の雑踏の中で何か1つの音に集中することでも同じようなトレーニング効果は得られます。

また、普段音楽を聴いているときも、例えばピアノなら、ピアノの音だけを、フルートならフルートの音だけを耳で拾って、その音色に集中してみるのもよいでしょう。

脳は情報をインプットするだけではなく、アウトプットすることでより活性化します。つまり音楽をインプット（聴く）するだけではなく、音楽をアウトプット（歌う・奏でる）するのです。

そもそも音楽とは、私たちの脳にとっては創造性や芸術性を刺激してくれるものです。いわばクリエイティブな栄養のようなものなのですね。

また、音楽を自分で奏でることで「もっとうまく演奏したい」「もっとうまく歌いたい」という気持ちは誰にでも出てくることでしょう。

そして少しでも上達すれば、それ自体も喜びにつながる。つまり想像力が大きく刺激され、またその上達した喜びは脳の報酬系を刺激して、あなたをさらなる高みへと導いてくれるのです。

ポイントは楽しみながらすることです。「うまく演奏できないな」とか「私、歌が下手だなぁ」と気にし始めると逆にそれがストレスになってしまいます。

また、音楽を歌ったり演奏したりするだけではなく、音楽に合わせて体を揺らす、拍子をとる、踊ることだって立派な音楽のアウトプット（表現）です。

お手軽なところではカラオケで歌うことや、好きな曲をハミングで口ずさむことだってアウトプットです。ぜひともあなたの親しみやすい、楽しめるやり方で音楽をアウトプットしてみてください。

音楽を味方につけてディフェンシブに生きていく

さて、本書のページも残すところ後わずかとなりましたが、ここで1つ皆さんに考えてもらいたいことがあります。健康であることとは一体どういうことなのでしょうか。

実はひとくちに健康といってもそこには幅があります。

例えば、同じ病気ではない状態でも、「完璧な健康」から「病気の要因を抱えている健康」、さらには「病気になる直前の健康」……といったような、さまざまなレベルの健康があります。つまり病気と健康って相対立してきっぱり分かれるものではなくて連続しているわけなのですね。

普段皆さんが病気になったときにお世話になるお医者さんは「病気の専門家」であって「健康の専門家」ではありません。

例えばあなたが病気になって、お医者さんに診てもらったとします。そこで病名と診断がつけば、医師はあなたに治療を施し、薬を処方します。これが「病気の専門家」である医師の役目です。

つまり、健康を損ねてから初めてお世話になるのがお医者さんというわけで、いろいろアドバイスはしてくれるでしょうけれども、健康維持をサポートしてくれるわけではありません。

日本も段々と健康維持をサポートするための医師は出てきましたが、さまざまな制度により定着にはまだ時間もかかることでしょう。

心臓、血管、脳神経、消化管、肝臓、脾臓、血液骨髄系……と、私たちの体の中にはさまざまな臓器があります。

健康の度合いというものは臓器ごとでも違ってきます。それぞれの臓器はそれぞれの予備力を持っています。例えば歳をとるということは、酸化や糖化、炎症していくことなどで肉体が劣化し、また脱水していくことでもあります。

加齢などの負荷に対して臓器が自らを守っていく力を蓄えていくことが肝要となり、そうした予備力がもたなくなると病気になってしまうわけですが、それぞれの臓器の予備力は、元は非常に高いものです。

わかりやすいところでは、「肝臓は沈黙の臓器」といわれていますよね。肝臓の予備力はとても高い。だからちょっとやそっとの悪化でも自覚症状が出ない。自覚症状が現れたときには、肝臓の機能の8割方は損傷している……といったことが起きてしまうのです。

臓器の予備力が高く、その度合いも臓器それぞれにバラつきがあるため、その人の健康状態を正確に客観的に測定する方法が実際にはないのです。

例えば、定期検診ですべてがA判定だったといっても、もしかしたらどこかの臓器が悲鳴をあげる寸前であることもあり得ます。健康を判断するのはとても難しいことなのです。

では、健康を維持して、病気にならないためにはどうしたらいいでしょうか？それは体のディフェンス能力を高めてさまざまな病気に対して**ディフェンシブに生きていく**ことです。

体のディフェンス能力を高めるためのポイントは、ストレスをためこまないことです。過緊張を避けてリラックスする時間を持つこと。良質な睡眠をとること。たくさん笑ったり感動したりすること。そして食事と適度な運動です。

この中の多くのことに音楽が効くことは、ここまで読んでいただいた皆さんには、もう説明するまでもないでしょう。いつでもどこでも気軽に聴ける音楽は、ディフェンシブに生きていくための強力な味方になってくれます。

本書では一貫して音楽が脳に深く働きかけ、それが体や心をつかさどる自律神経やホルモンに作用するということをお話ししてきましたが、この音楽を聴くということもまた体のディフェンス能力を高めていくことにつながります。

それというのも、音楽を聴くと脳内のニューロン（脳の神経細胞）が刺激されるわけですが、音楽の場合、そんな脳内の情報処理がとっても複雑です。

音の大きさ、高さ、音色、リズムといった音楽の要素は脳の別々の場所で処理されます。それらの組み合わせであるメロディーや、ハーモニーといったものは、さらに高度な情報処理がなされるのです。

音楽を聴くことによって、脳のさまざまなところでニューロンが刺激を受けて発火します。脳はそんな刺激を受けることで音楽の記憶と神経回路を形成していきます。音楽で脳を活性化し、脳に喜びを与えてストレスをためこまない。ここに気をつけていれば、おのずと体の免疫力もきちんと維持され、健康で、いつまでも年相応の若々しさを保てることでしょう。


1人1人の人間はその人だけの楽団を持っていると、私は考えています。私たちの体には神が創った〝五感〟というオーケストラがもともと備わっているのだと。

音楽と一緒にディフェンシブに生きていこう！

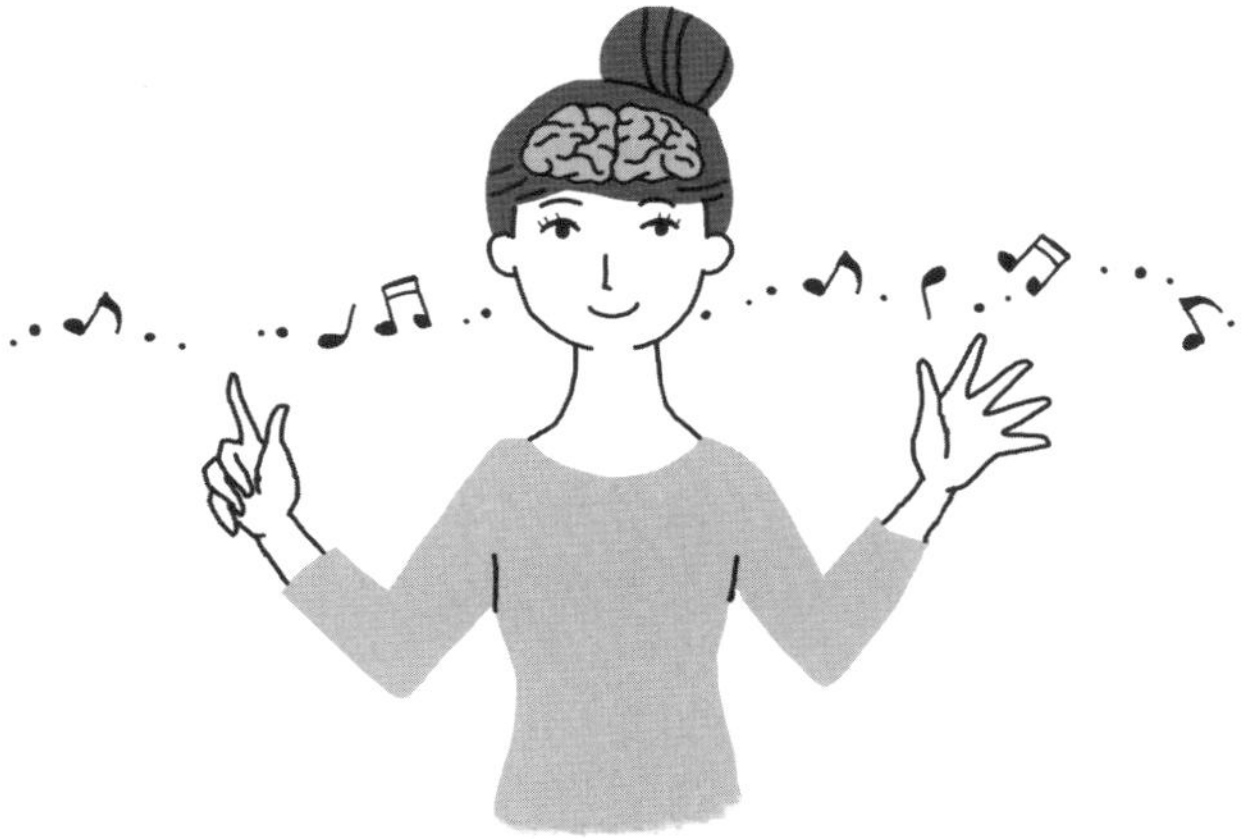

例えば、ヴァイオリンだけでは寂しい曲もピアノやフルートの音色に彩られることで重厚感とストーリー性を増すように、聴覚だけを使って物事を理解するよりは視覚や触覚、嗅覚も総動員することで、人の心と脳は満たされるわけです。

五感というオーケストラにとって鼓動はリズムであり、ホルモンはメロディーであり、自律神経はハーモニーのようなものです。そして脳がそのすべての指揮をとっているのです。例えついでに言うならば、病気とはこの私たちの体内のリズム、メロディー、ハーモニーが崩れてしまって大舞台で交響曲を奏でられない状態のようなものです。

本書の冒頭にお話ししたように、音楽を感じることができるのは私たち人間だけの能力です。そんな音楽が私たちの心と体に深く作用して、正常な状態へと導いてくれるということは、人々が奏でる音楽と、私たちの内なる「五感」というオーケストラが響き合うからではないでしょうか。

誰にでも、その人だけの内なる最高の交響曲を奏でられる能力が備わっています。この章でお話ししたように「音楽に感動する力」をさらに高めてあなたの内なる「五感」というオーケストラを磨きあげてください。

音楽は裏切りません。いつだってあなたの味方です。古来、人々の絆を深め、人々の心に寄り添ってきた音楽は、今も変わらず私たちが生きていくためのかけがえのない内なる力なのですから。

あとがき
――音楽をあなたの名医に

新型コロナウイルスによってさまざまな「予定」が狂い、変わってしまった2020～2021年。それまでは診療の傍ら大学研究所で研究や実験を行い、講師・講演活動やほぼ月に一度の頻度で海外出張、世界各地で開催される学会に参加し、連日会食のお誘いをいただき、趣味ではコンサートにオペラ、ミュージカル、バレエ、絵画鑑賞を楽しむのが僕の日常でした。

思う場所に移動できることは当たり前で、人に会う自由があるとはどんなことか。その意味を考えたことすらなかったように思います。

何より一番は、医師として医学に知識を持った人間として――明らかな戸惑いと共に考えさせられました。発生し変異していくウイルスを、人間がコントロールするとはどんなことなのか。政府や識者とは何なのか。地球全土で採用しようとしているこの方法論を、歴史がいつどんな形で評価することになるのか――「パンデミック」で起きた「パニック」。言葉がとても似ています。

いずれにせよ、思いがけず「時間」という贈り物を手に入れることになりました。人に会わず、出掛けず、移動もできない。それにより、まとまった時間ができたのです。ドラえもんで、確か時間を貯金できる道具がありましたね。魔法のようにある日突然時間のギフトが降ってきたのです。

結果的に、このギフトによって新しい道がいくつも目の前に広がりました。そして、時間がなくてそれまでできなかった、いくつかの「まとめ」をできることになりました。この本はその1つです。さまざまな場で書いたり、語ってきたことをまとめたものです。

各所に散らばっていたものをまとめるにあたり、ご尽力下さった方々がたくさんいます。皆さんに感謝致します。ありがとうございました。

どれだけ制限をかけられても、演奏する場、それを聴く場が閉鎖されても、音楽に触れる場を取り上げることは誰にもできません。

音楽とウイルスも性質はよく似ています。発生し、変異し、進化する。どちらも人類と共にあり、なくなることはない。しかしながら、一方は愛され、一方は忌み嫌われる。人間とは果てしなく業の深い生き物であることを改めて思う時間にもなりました。

自由自在に外をウイルスが駆け巡るなら、そしてそれが過ぎ去るのを内で息を潜めて待てというのであれば、内ではいつにも増して音楽を駆け巡らせ、進化を楽しみ、次に行くコンサートを夢に描きながら、その日に向けて体力と免疫力をつけておくことにしましょう。

2021年8月。オリンピックではヨットレースが開催された神奈川県江ノ島を望む仕事場にて

医師　医学博士　藤本幸弘

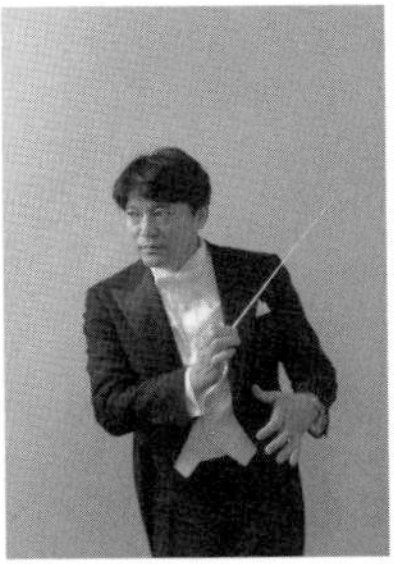

藤本幸弘　フジモトタカヒロ

クリニックＦ院長　フジモトミュージックアカデミー主宰

医学博士（東京大学）　工学博士（東海大学）　薬学博士（慶應義塾大学）

神奈川県鎌倉市出身。フルートを趣味で吹く父の下育ち、生まれた時からクラシック音楽あふれる家庭で育つ。クリニックを開業してから始めたブログ「新国際学会周遊記」にて投稿してきた医学と音楽に関する記事が編集者の目に留まり、CD付きで自身初の著書『聴くだけでスッキリ痛みがとれる！』を2010年にヤマハミュージックメディアより出版。フジテレビ系列「ホンマでっか！？ＴＶ」、「とくダネ！」、日本テレビ系列「スクール革命」、テレビ東京「なないろ日和」など音楽と医学関係の内容でテレビ出演多数。ユニバーサルミュージック社より、音楽の心や脳への作用を利用した心身の健康の回復や向上を図る『聴く音楽療法CD』シリーズ、『藤本先生の聴くだけでスッキリ』シリーズCD全6枚を発売中。

2020年には、新宿オペラシティにてコンサートを開催。指揮者として舞台に立ち、ラフマニノフピアノ協奏曲第二番、パガニーニの主題による狂詩曲第18変奏、ラデツキー行進曲をオーケストラと共に演奏した。好きな作曲家はラフマニノフ、ワーグナー、ハイドン、パガニーニ、エルガー、ヴェルディ。

痛《いた》み、ストレスを癒《い》やす「聴《き》く健康法《けんこうほう》」

音楽《おんがく》は名医《めいい》

2021年9月21日　初版第1刷

著　者　藤本幸弘《ふじもとたかひろ》

発行人　松崎義行

発　行　みらいパブリッシング

〒166-0003 東京都杉並区高円寺南4-26-12 福丸ビル6階
TEL 03-5913-8611　FAX 03-5913-8011
https://miraipub.jp　MAIL info@miraipub.jp

企画協力　岩本薫

編　集　田川妙子

イラスト　ハシモトジュンコ

ブックデザイン　洪十六

発　売　星雲社（共同出版社・流通責任出版社）

〒112-0005 東京都文京区水道1-3-30
TEL 03-3868-3275　FAX 03-3868-6588

印刷・製本　株式会社上野印刷所

ISBN978-4-434-29454-9 C0047